Rika Singh
Akanksha Singh

Terapia periodontal

Rika Singh
Akanksha Singh

Terapia periodontal

Cirurgia de retalho de acesso

ScienciaScripts

Imprint
Any brand names and product names mentioned in this book are subject to trademark, brand or patent protection and are trademarks or registered trademarks of their respective holders. The use of brand names, product names, common names, trade names, product descriptions etc. even without a particular marking in this work is in no way to be construed to mean that such names may be regarded as unrestricted in respect of trademark and brand protection legislation and could thus be used by anyone.

Cover image: www.ingimage.com

This book is a translation from the original published under ISBN 978-620-7-46738-9.

Publisher:
Sciencia Scripts
is a trademark of
Dodo Books Indian Ocean Ltd. and OmniScriptum S.R.L publishing group

120 High Road, East Finchley, London, N2 9ED, United Kingdom
Str. Armeneasca 28/1, office 1, Chisinau MD-2012, Republic of Moldova, Europe
Printed at: see last page
ISBN: 978-620-7-30397-7

ÍNDICE

INTRODUÇÃO

As doenças gengivais e periodontais, nas suas várias formas, têm afligido a humanidade desde os primórdios da história. A doença periodontal é caracterizada pela perda de ligação do tecido conjuntivo induzida pela presença de agentes patogénicos periodontais no sulco gengival. A destruição dos tecidos periodontais progride na direção apical, afectando todos os tecidos periodontais: cemento, ligamento periodontal e osso alveolar. O grau de progressão de uma lesão é afetado por vários factores: resposta inflamatória, tipos de bactérias presentes, condições orgânicas e factores locais.[21]

O objetivo da terapia periodontal é restaurar a saúde e a função do periodonto e manter a dentição natural durante toda a vida. Esta terapia evoluiu ao longo de muitos anos para incluir uma fase não cirúrgica e um tratamento cirúrgico seguido de uma terapia de manutenção periódica. A terapia periodontal não cirúrgica convencional consiste no desbridamento mecânico supra e subgengival dos dentes e na instrução de medidas de cuidados de saúde oral auto-administradas. Estas medidas têm como objetivo reduzir a carga bacteriana e alterar a composição microbiana para uma flora mais associada à saúde. A terapia não cirúrgica pode muitas vezes ser suficiente para eliminar os sinais e sintomas de doenças periodontais ligeiras. No entanto, os casos ou locais com doença moderada a avançada continuam frequentemente a apresentar sinais de inflamação após uma abordagem não cirúrgica. Quando as profundidades de sondagem periodontal são suficientemente profundas, o tratamento não cirúrgico pode ser ineficaz no estabelecimento da saúde ou na prevenção da recorrência da doença[39] . A profundidade de sondagem crítica para a cirurgia com retalho é de 4,2 mm. Nestes casos, a obtenção de acesso cirúrgico aos vários componentes do periodonto permite uma oportunidade para um desbridamento radicular mais completo e o estabelecimento de um ambiente oral mais fácil de manter, tanto pelo doente como pelo prestador de cuidados dentários, para ajudar a restaurar a saúde periodontal. Além disso, o tratamento cirúrgico proporciona uma oportunidade para reconstruir os tecidos periodontais destruídos e para corrigir a variedade de anomalias mucogengivais e anatómicas que possam surgir. Na sua essência, a cirurgia periodontal é uma modalidade terapêutica insubstituível que deve ser dominada para tratar eficazmente a saúde dentária.[39]

A cirurgia periodontal inclui o tratamento inicial, em que a causa original da doença periodontal é eliminada, e a cirurgia definitiva, em que se consegue um ambiente propício à saúde e manutenção a longo prazo. O tratamento inicial da doença periodontal é a destartarização, o alisamento radicular, o polimento e os cuidados dentários domiciliários. Os procedimentos para eliminar os factores etiogénicos da doença periodontal são a curetagem fechada e a curetagem com retalho, que implicam o desbridamento e a eliminação das lesões. Adicionalmente, podem ocorrer problemas estéticos devido à perda de inserção ou morfologia óssea irregular, mesmo após a resolução da infeção. Nestes casos, a cirurgia periodontal é necessária para melhorar o ambiente periodontal, para além de eliminar os factores e lesões originais.[43]

No tratamento da doença periodontal, a principal indicação para a cirurgia é o acesso direto e a visibilidade das raízes dos dentes e das deformidades ósseas que podem estar presentes. O desbridamento completo das raízes e dos defeitos ósseos é a base de toda a cirurgia de retalho periodontal utilizada no tratamento da periodontite. Os retalhos devem ser concebidos para uma utilização e retenção máximas do tecido gengival queratinizado, de modo a manter uma zona funcional de gengiva queratinizada aderente e a evitar procedimentos secundários desnecessários.[10] Assim, o clínico deve estar familiarizado com os vários tipos de retalhos periodontais, as suas indicações e contra-indicações e a forma como estes retalhos podem ser suturados para alcançar os resultados terapêuticos desejados.[39]

Assim, nesta dissertação bibliográfica, tentar-se-á fazer uma revisão da literatura disponível sobre o retalho periodontal.

ANTECEDENTES HISTÓRICOS

19th PERIODONTIA DO SÉCULO:

As técnicas cirúrgicas periodontais utilizadas no **século XIX** eram essencialmente gengivectomias com incisões em linha reta seguidas de uma curetagem agressiva para remover o osso da crista e uma raspagem completa da superfície radicular. **Riggs** chamou essas técnicas de bárbaras, embora aparentemente ele as tenha praticado. Estas operações eram efectuadas com o paciente sob anestesia geral com clorofórmio.[8]

O procedimento de gengivectomia remonta aos romanos, que queimavam o tecido doente. **Pierre Fauchard** descreveu um procedimento de ressecção em **1742** e concebeu instrumentos específicos para remover o tecido excessivo. A técnica de excisão gengival ou eliminação de tecido granulomatoso e remoção de osso foi modificada e melhorada ao longo do tempo. [48]

Em **1884, Robicsek** propôs gengivectomias profundas com remoção de ossos. A cirurgia óssea fazia parte da terapia periodontal por uma razão diferente: pensava-se que o osso estava infetado ou necrótico nas áreas de periodontite e, por isso, o único tratamento racional possível na altura era a sua remoção. Na altura, a cirurgia de retalho era considerada radical, com remoção de todos os tecidos (exceto os dentes) nas áreas de doença. A maioria dos profissionais, incluindo Neumann, G.V. Black, Zentler, Zemsky, Ward e Kirkland, aceitaram este conceito.[16]

Carl Partsch, professor de cirurgia oral na Universidade de Berslau, desenvolveu uma técnica na **segunda metade do século XIX**, realizada sob anestesia local com cocaína, para o tratamento cirúrgico de lesões periapicais e quistos. O procedimento envolvia

- Uma incisão curva com a convexidade em direção à coroa dos dentes, conhecida até hoje como incisão de Partsch, 1896.
- Os tecidos foram separados e o retalho foi elevado.
- Após a remoção do quisto, o retalho foi colocado na sua posição original.

Na primeira metade do século XX, as técnicas para o tratamento das doenças periodontais eram propostas com base na experiência clínica e no engenho do proponente para desenvolver novas abordagens técnicas e conceber novos instrumentos. Isto, naturalmente, deu grande importância às opiniões pessoais, experiência, prestígio e posição para propor o método. [8]

<u>20th PERIODONTIA DO SÉCULO:</u>

O procedimento de retalho foi introduzido na periodontia no início do século XX.[48]

Após **1907**, recomendou-se a sutura do retalho.[8]

A maior parte do progresso na cirurgia periodontal neste período veio da Alemanha, bem como dos países da Europa Central, e está associada a: Robert Neumann, Leonard Widman e Cieszynski.

Nos Estados Unidos, vários clínicos também defenderam técnicas cirúrgicas para o tratamento da doença periodontal. **G.V. Black (1915)**, famoso pelo seu desenvolvimento da abordagem sistematizada para o tratamento da cárie dentária, também se interessou pela terapia periodontal e propôs uma técnica para o tratamento das bolsas periodontais.

A técnica de Black era uma operação de ressecção gengival, utilizando uma incisão reta seguindo o fundo das bolsas na margem óssea. Recomendou a utilização de cautério ou de uma faca. Black admitiu que, nalguns casos, as bolsas podem recidivar, mas normalmente serão mais superficiais, permitindo uma limpeza mais eficaz por parte do doente. O tratamento é contraindicado nos incisivos superiores devido ao aspeto inestético da raiz desnudada. Black também mencionou que havia uma pequena esperança para os casos em que se formaram bolsas de profundidade considerável nas superfícies proximais.[8]

Neumann afirmou ter utilizado o retalho mucoperiosteal na cirurgia periodontal já em **1911**. A sua técnica envolvia até 6 dentes, utilizava incisões verticais de libertação nas papilas interdentárias que se estendiam até à prega mucobucal. Uma terceira incisão foi efectuada apicalmente através do sulco gengival até à crista alveolar e levantou ambos os retalhos vestibular e lingual. Neumann descreveu a sua técnica como "o tratamento radical da piorréia alveolar".[48]

Atribui-se a **Cieszynski, em 1914, a** introdução da incisão em bisel invertido na cirurgia de retalho periodontal. É importante notar que estas técnicas de retalho preconizavam a destartarização completa dos dentes, a remoção do tecido granulomatoso e do osso.[48]

Uma modificação do retalho de Neumann foi apresentada por Widman à Associação Dentária Escandinava em 1916 e foi posteriormente publicada por Widman em 1918. A sua técnica envolvia 2 a 3 dentes, utilizando 2 incisões verticais de libertação na linha média dos dentes que se estendiam até ao nível apical dos dentes para criar um retalho trapezoidal. Uma terceira incisão em bisel invertido foi efectuada paralelamente às superfícies dos dentes, a 1 mm da margem gengival livre até à crista alveolar, e levantou os retalhos vestibular e lingual. A terceira incisão estendeu-se através das papilas interdentárias nos seus pontos mais altos, dando ao retalho um aspeto recortado.[48]

Em **1918**, **Arthur Zentler**, um dentista de Nova Iorque, descreveu uma técnica semelhante à técnica de Neumann. Era a seguinte:

- Duas incisões paralelas e uma incisão em festo que segue os festoons originais da gengiva.
- O retalho foi levantado para permitir a destartarização da raiz e a curetagem para remover todo o tecido de granulação da área da bolsa e da parte inferior do retalho.
- Corte e alisamento de todo o "osso infetado" com cinzel e martelo.
- As margens das abas foram cortadas com uma tesoura.

- Foram efectuadas suturas verticais ou interdentais.[8]

Depois, em **1926**, **James L. Zemsky** apresentou uma técnica denominada "operação de visão aberta", que era uma técnica de retalho para a remoção de "bordos ósseos infectados e afiados".[8]

Em **1931, Kirkland** foi aparentemente o primeiro a descrever o procedimento de retalho com o objetivo de recolocação. Utilizou o desenho básico de retalho mucoperiosteal gengival de Neumann em 1920 para o retalho inicial, mas em vez de aparar o retalho para eliminação da bolsa cirúrgica, tentou eliminar o revestimento epitelial crevicular e os tecidos conjuntivos inflamados através da curetagem do retalho. O seu método tem sido utilizado como "curetagem subgengival aberta".[15]

Olin Kirkland apresentou a técnica de operação com retalho modificado no ano **de 1932.** Foi utilizada para lesões periodontais profundas isoladas. O procedimento consistia em dividir mesiodistalmente a papila do espaço envolvido e retrair a gengiva utilizando separadores para manter a área aberta, seguido de destartarização e remoção com pinças de todo o tecido de granulação no retalho de tecido mole e encerramento da ferida com uma sutura. Um penso constituído por uma parte de cera pegajosa e três partes de cera de abelha foi aplicado sobre a área com um pincel de pelo de camelo.[8]

Em **1954**, **Nabers** descreveu um procedimento a que chamou "reposicionamento da gengiva anexa". Pela primeira vez, um retalho mucoperiosteal foi posicionado apicalmente após o tratamento.[48]

Em **1957**, **Nabers** propôs a substituição do corte marginal da gengiva por uma incisão interna desde a margem gengival até à crista alveolar. Isto resultou numa margem gengival mais fina que foi posicionada apicalmente e suturada frouxamente sem deixar o osso alveolar descoberto.[48]

Em **1957**, **Ariaudo e Tyrrell** modificaram a técnica de Nabers, utilizando 2 incisões verticais de liberação, o que proporcionou maior flexibilidade no manejo do retalho. A única diferença entre essa técnica e a proposta por **Widman** foi o posicionamento apical. Mais tarde, os mesmos autores recomendaram pequenas incisões verticais através do retalho no centro dos espaços interproximais. Isso permitia o colapso dos retalhos. As depressões resultantes favoreceriam um bom contorno gengival.[48]

Em **1962, Friedman** cunhou o termo "retalho de reposição apical". Ele descreveu a utilização de uma incisão em bisel invertido para afinar o tecido marginal e as papilas. Esta incisão de afinamento elimina a margem gengival espessa e as papilas com grandes pedaços triangulares de tecido interdentário.[14]

Segundo **Robinson em 1966**, as bolsas periodontais adjacentes às superfícies radiculares distais dos segundos e terceiros molares são aspectos da terapia periodontal de difícil solução e têm sido negadas com frequência por muitos periodontistas. A bolsa periodontal na superfície distal dos molares pode ser extremamente profunda devido à anatomia desta área. Quando a bolsa se torna mais profunda, a profundidade é maior do que em outras áreas e a inacessibilidade da área leva à incapacidade no controlo mecânico da placa bacteriana executado pelo paciente. Tendo em conta estes aspectos, desenvolveu o procedimento Distal Wedge para tratar as bolsas periodontais adjacentes às superfícies distais dos molares. Esta técnica utiliza incisões em bisel interno e tem como objectivos: obter acesso ao tecido ósseo, preservar a gengiva aderida, eliminar as bolsas periodontais, reduzir o período de cicatrização e minimizar a dor pós-operatória.[45]

Ramfjord; Nissle (1974), preocupados em preservar o tecido ósseo, obter um perfeito fechamento dos retalhos com mínima exposição radicular e facilitar a higiene bucal realizada pelo paciente, modificaram a técnica inicialmente descrita por Widman, em 1916, tornando-a um procedimento conservador. As modificações foram: a incisão primária é uma incisão em bisel invertido, de espessura parcial, de afilamento, paralela ao longo eixo do dente e direcionada para a crista óssea, e a incisão intra-sulcular (secundária) foi realizada ao redor das superfícies dentárias. Após a elevação dos retalhos, o colar de tecido solto foi removido na crista alveolar. Estas modificações procuram manter a altura da gengiva, preservar a estética, garantir a reparação através do epitélio juncional longo, e além disso facilitar o controlo mecânico da placa bacteriana executado pelo paciente. [37]

A cirurgia com retalhos foi amplamente caracterizada por Carranza e Ramjford em 1979. Em 1979, Carranza classificou os retalhos em retalhos de espessura total e retalhos de espessura parcial. Em 1990, Carranza classificou novamente os retalhos de acordo com a sua colocação no final de um procedimento cirúrgico. São retalhos reposicionados, posicionados ou deslocados. Outra classificação dos tipos de retalho foi efectuada por Ramfjord em 1979, que classificou o procedimento de cirurgia periodontal com retalho de acordo com o objetivo principal do procedimento, como retalho de eliminação de bolsa, cirurgia de retalho de recolocação e reparação mucogengival.[15]

DEFINIÇÃO:

O retalho periodontal é definido como uma secção de gengiva e/ou mucosa separada cirurgicamente dos tecidos subjacentes para proporcionar visibilidade e acesso ao osso e à superfície radicular. **(Carranza10th Edition).**

De acordo com a AAP, Glossário de termos periodontais, 2001, 4th edition- O retalho é definido como a separação de uma secção de tecido do tecido circundante, exceto na sua base.

De acordo com o Merriam-Webster's Dictionary- Um retalho é definido como um pedaço de tecido parcialmente separado do seu local de origem para utilização em enxertos cirúrgicos.

De acordo com o Dorland's Medical dictionary - Um retalho é definido como uma massa de tecido, normalmente incluindo pele, apenas parcialmente removida de uma parte do corpo para que retenha o seu próprio fornecimento de sangue durante a transferência para outro local.

CLASSIFICAÇÃO DOS RETALHOS:

COM BASE NA EXPOSIÇÃO ÓSSEA APÓS A REFLEXÃO DO RETALHO:

A) Retalhos de espessura total (mucoperiosteal) - Neste caso, todo o tecido mole juntamente com o periósteo é refletido para expor o osso subjacente. Esta exposição completa do osso subjacente e o acesso ao mesmo são indicados quando se contempla uma cirurgia de ressecção ou regeneração óssea.

B) Espessura parcial (espessura dividida) - Neste caso, apenas o epitélio e uma camada do tecido conjuntivo subjacente são incluídos. O osso permanece coberto por uma camada de tecido conjuntivo, incluindo o periósteo. Indicado quando o retalho tem de ser posicionado apicalmente ou quando o operador não quer expor o osso. [33]

COM BASE NA COLOCAÇÃO DO RETALHO APÓS A CIRURGIA:

A) Retalho não deslocado - quando o retalho é devolvido à sua posição original, por exemplo, retalhos convencionais, cirurgias periapicais, etc.

B) Retalho deslocado - é colocado apicalmente, coronalmente ou lateralmente à sua posição original.

Tanto os retalhos de espessura parcial como os de espessura total podem ser deslocados, mas para o fazer, a gengiva fixada deve ser totalmente separada do osso subjacente, permitindo assim que a porção não fixada da gengiva seja móvel.[33]

COM BASE NA GESTÃO DA PAPILA:

- Retalho convencional - A gengiva interdentária é dividida abaixo do ponto de contacto dos dois dentes que se aproximam para permitir a reflexão dos retalhos vestibular e lingual. A incisão é recortada para manter a morfologia gengival com o máximo de papilas possível, por exemplo, Widman modificado, deslocado apicalmente e retalho para fins reconstrutivos.
- Retalho de preservação da papila - Incorpora toda a papila num dos retalhos, através de incisões interdentárias creviculares para fixar o

tecido conjuntivo e uma incisão horizontal na base da papila, deixando-a ligada ao retalho.[33]

DE ACORDO COM FRANKLIN. S. WEINE:

A. Semilunar
B. Vertical completo
C. Leubke-Oschenbein.[19]

SEGUNDO OTTOHOFER EM 1935:

A. Retalho de Csernyi ou Osteoplastischen - que envolve a elevação de um retalho de espessura parcial e a elevação selectiva do periósteo e do osso intacto sobre a área da lesão.
B. Retalhos periostalplásticos
    a. Aba de Pichler
    b. Aba de Wassmund.

Em ambas as técnicas, os retalhos são divididos e colocados em camadas na cavidade óssea, com o objetivo de proporcionar drenagem e estimular a granulação interna e externa, melhorando a cicatrização. Na técnica de Pichler, o retalho é dividido antes de o ápice da raiz ser exposto e a lesão ser removida. Na técnica de Wassmund, o retalho é dividido após a conclusão do tratamento da extremidade da raiz.[19]

DECISÕES DE TRATAMENTO PARA BOLSAS DE TECIDO MOLE E DURO EM CIRURGIA DE RETALHO:

A classificação das diferentes modalidades de retalho utilizadas no tratamento da doença periodontal faz frequentemente a distinção entre os métodos que envolvem os tecidos marginais e os que envolvem a área mucogengival e ainda entre as variedades de eliminação de tecidos/resectivas e os tipos de preservação/reconstrução de tecidos (retalhos de acesso para desbridamento). No entanto, estas classificações não parecem precisas, uma vez que várias técnicas são combinadas no tratamento de casos individuais e não existe uma relação clara entre as características da doença e a seleção dos métodos cirúrgicos. Assim, torna-se mais apropriado discutir a terapia cirúrgica no que respeita à forma de lidar com

- O componente de tecido mole
- O componente de tecido duro da bolsa periodontal no local específico do dente

1) **O COMPONENTE DE TECIDO MOLE:** Dependendo das técnicas cirúrgicas utilizadas, os retalhos de tecido mole podem ser

- Posicionado apicalmente ao nível da crista óssea (retalho de Widman original, retalho de Neumann e retalho reposicionado apicalmente)
- Mantido em posição coronal (retalho de Kirkland, retalho de Widman modificado e retalho de preservação da papila)

A diferença no posicionamento final da margem gengival entre as técnicas cirúrgicas é atribuída ao recontorno ósseo. Independentemente do posicionamento do retalho, o objetivo deve ser conseguir uma cobertura completa do osso alveolar com tecido mole, não só nos locais vestibulares/lingual, mas também nos locais proximais. Assim, as incisões devem ser planeadas de forma a que este objetivo seja alcançado.[26]

2. O COMPONENTE DE TECIDO DURO DA BOLSA PERIODONTAL NO LOCAL ESPECÍFICO DO DENTE: Durante a cirurgia periodontal convencional, optar-se-ia normalmente pela conversão de um defeito intraósseo num defeito supra-ósseo através de um reposicionamento apical do tecido mole. Há uma série de factores que têm de ser considerados na decisão de tratamento, tais como:

- Estética
- Dente/local do dente afetado
- Morfologia do defeito
- Montante do restante periodontium

Como o osso alveolar suporta o tecido mole, o recontorno do osso alveolar levará à recessão da margem do tecido mole. Assim, por razões estéticas, deve ser-se conservador na eliminação de defeitos ósseos proximais na região do dente anterior. As várias opções de tratamento disponíveis para os defeitos podem incluir:

- Eliminação do defeito ósseo por ressecção do osso (osteoplastia e/ou ostectomia)
- Manutenção da zona sem ressecção óssea.
- Comprometer-se com a quantidade de remoção óssea e aceitar que uma certa profundidade de bolsa permanecerá.
- Extração do dente envolvido se o defeito ósseo for considerado demasiado avançado.

Após uma análise cuidadosa, as indicações para cirurgia óssea em conjunto com o reposicionamento apical de retalhos também podem incluir cáries subgengivais, perfurações da raiz, bem como retenção inadequada para as restaurações protéticas fixas devido a uma coroa clínica curta (procedimentos de alongamento da coroa). O alongamento da coroa necessário nestes casos é efectuado através da remoção de uma quantidade significativa de osso de suporte e do recontorno. É necessária uma "largura biológica" de aproximadamente 3 mm entre a crista óssea alveolar a ser estabelecida e a margem de restauração prevista para obter resultados de sucesso.[26]

CONCEPÇÃO DO RETALHO E INCISÕES:

PRINCÍPIOS DE CONCEPÇÃO DAS ABAS:

De acordo com **Hupp**, em **1933,** devem ser seguidos os seguintes princípios para evitar a necrose do retalho, a deiscência do retalho e a rotura do retalho.

1. **PREVENÇÃO DA NECROSE DO RETALHO**:
   a. O ápice do retalho nunca deve ser mais largo do que a base, exceto se existir uma artéria principal na base.
   b. Os retalhos devem correr paralelamente uns aos outros ou, de preferência, convergir da base do retalho para o seu ápice.
   c. Em geral, o comprimento da aba não deve ser superior ao dobro da largura da base.
   d. Sempre que possível, deve ser incluído um fornecimento de sangue axial na base do retalho.
   e. A base do retalho não deve ser excessivamente torcida ou esticada (uma vez que qualquer uma destas situações comprometerá os vasos de alimentação).[20]
2. **PREVENÇÃO DA DEISCÊNCIA DO RETALHO:**
   - A deiscência expõe o osso subjacente, produzindo dor, perda óssea e aumento da cicatrização; isto pode ser evitado aproximando os bordos do retalho sobre o osso saudável, manipulando suavemente os bordos do retalho e não colocando o retalho sob tensão.[20]
3. **PREVENÇÃO DA RUPTURA DO RETALHO:**

a. É preferível criar um retalho no início da cirurgia que seja suficientemente grande para que o cirurgião evite rasgá-lo ou interromper a cirurgia para o aumentar.
b. Se um retalho de envelope não permitir um acesso suficiente, deve ser efectuada outra incisão para evitar que se rasgue.
c. As incisões de libertação verticais (oblíquas) devem ser colocadas um dente inteiro antes da área de qualquer remoção óssea prevista.
d. A incisão deve ser iniciada no ângulo da linha do dente ou na papila interdentária adjacente e levada obliquamente apicalmente para a gengiva não ligada.
e. É pouco frequente necessitar de mais do que uma incisão de libertação quando se utiliza um retalho para obter acesso cirúrgico oral.[20]

PREPARAÇÃO DO RETALHO: O retalho cirúrgico é definido como a separação de uma secção de tecido dos tecidos circundantes, exceto na sua base. Um retalho que inclui epitélio, tecido conjuntivo e periósteo é designado por retalho de espessura total ou mucoperiósteo, e é o tipo de retalho mais comum utilizado quando o acesso ao osso é indicado para procedimentos ressectivos ou regenerativos. Quando o periósteo não é incluído no retalho, este é designado por retalho de espessura parcial ou de espessura dividida. Este tipo de retalho é muito utilizado em cirurgia mucogengival para deixar um suprimento sanguíneo subjacente onde o enxerto de tecido mole é realizado para corrigir deformidades na morfologia, posição ou quantidade de gengiva. Há também casos em que parte de um retalho pode ser de espessura total e a outra parte pode ser de espessura parcial. Esta técnica combinada é utilizada em alguns procedimentos mucogengivais e de alongamento estético da coroa.[39]

DESENHO DO RETALHO: O desenho do retalho deve basear-se no princípio da manutenção de um fornecimento ótimo de sangue ao tecido. Existem geralmente dois desenhos básicos de retalhos: os que têm e os que não têm incisões de libertação verticais. Um retalho que é libertado de forma linear na margem gengival, mas que não tem incisão de libertação vertical, é designado por retalho em envelope. Se forem incluídas duas incisões verticais de libertação no desenho do retalho, este torna-se um retalho pediculado. Se for incluída uma incisão de libertação vertical no desenho do retalho, alguns clínicos referem-se a este como um retalho triangular. Os dentes, o retalho e a incisão vertical de libertação formam os lados do triângulo. Este desenho de retalho não deve ser confundido com a cunha triangular normalmente associada à remoção de uma cunha de tecido mole na tuberosidade ou na área retromolar. As alterações na circulação gengival resultantes de vários desenhos de retalhos periodontais foram estudadas em seres humanos utilizando técnicas de angiografia fluoresceínica. Verificou-se que o principal fornecimento de sangue a um retalho existe na sua base e viaja numa direção apical para coronal. Foi também determinado que quanto maior for o rácio entre o comprimento do retalho e a base do retalho, maior será o compromisso vascular nas margens do retalho. Com base neste conceito, o rácio recomendado entre o comprimento (altura) do retalho e a base não deve ser superior a 2:1.[39]

RETRACÇÃO DO RETALHO: Outro elemento de uma boa gestão do retalho que é frequentemente pouco considerado envolve a utilização de retractores cirúrgicos para manter o retalho afastado dos dentes e do osso. Se o retalho tiver sido corretamente concebido e refletido adequadamente, a retração deve ser passiva, sem qualquer tensão. Não deve ser necessária força para manter o retalho retraído. É também extremamente importante que a borda do retractor seja sempre mantida no osso. O aprisionamento do retalho entre o afastador e o osso pode causar isquemia tecidual e levar à necrose do retalho no pós-operatório. A retração contínua do retalho durante longos períodos também não é aconselhada. Esta prática irá dessecar o tecido mole e o osso, causando um atraso na cicatrização da ferida. Quando o retalho é retraído, o assistente cirúrgico deve irrigar frequentemente o campo cirúrgico com solução salina estéril, para manter os tecidos humedecidos, reduzir a contaminação e melhorar a visibilidade.[39]

DESBRIDAMENTO DE RETALHO ABERTO: A cirurgia prototípica de retalho periodontal é designada por desbridamento de retalho aberto ou curetagem de retalho. É contra esta técnica cirúrgica bem estabelecida que as novas intervenções cirúrgicas em ensaios clínicos são frequentemente comparadas. A lógica para esta abordagem cirúrgica básica é a mesma de todas as cirurgias com retalho: fornecer acesso às superfícies radiculares e ao osso alveolar marginal. A visualização direta destas estruturas aumentará a eficácia da destartarização e do alisamento radicular e permitirá o desbridamento do tecido granulomatoso dos defeitos ósseos. O desbridamento com retalho aberto não utiliza técnicas de ressecção, enxertos ósseos ou membranas de barreira para eliminar defeitos ósseos. Em termos simples, as raízes são aplainadas, os defeitos são degranulados e os retalhos são fechados na sua posição original ou apicalmente. O acesso é iniciado com incisões creviculares ou em bisel invertido. Os retalhos são geralmente de espessura total e reflectidos para além da crista alveolar e da junção mucogengival para expor completamente o osso alveolar e o defeito ósseo.[39]

REPOSICIONAMENTO DO RETALHO: Uma vez concluído o tratamento planeado, os retalhos cirúrgicos podem ser reposicionados, posicionados apicalmente, coronalmente ou lateralmente. Sempre que possível, a decisão quanto à localização final da margem do retalho deve ser planeada antes do início da cirurgia. A localização final do retalho é geralmente determinada pelo objetivo da terapia e pela técnica cirúrgica periodontal específica realizada. Um retalho reposicionado ou substituído é, em teoria, concebido para ser devolvido à sua posição original. É utilizado mais frequentemente quando o acesso cirúrgico para o desbridamento das raízes é o objetivo principal, como na curetagem do retalho. Um retalho reposicionado também é frequentemente utilizado em procedimentos de regeneração periodontal, onde o fecho primário sobre um enxerto ósseo, com ou sem uma membrana de barreira, é da maior importância. Um retalho posicionado apicalmente é aquele que é deslocado apicalmente da sua posição original até ao nível da crista alveolar ou cerca de 1 mm coronal à crista. Esta posição é escolhida quando se efectuam procedimentos de "eliminação de bolsas", que podem ou não envolver a remoção de osso. O retalho posicionado coronalmente é avançado coronalmente para a sua posição original. Esta técnica é normalmente utilizada quando se efectua uma cirurgia mucogengival em que o retalho é avançado para cobrir a raiz exposta, um enxerto de tecido conjuntivo ou uma membrana de barreira. Para conseguir um posicionamento passivo do retalho avançado coronalmente antes da sutura, o periósteo subjacente é libertado com uma lâmina de bisturi afiada. Também utilizado em procedimentos mucogengivais é o retalho posicionado lateralmente. Isto envolve o posicionamento lateral do retalho num local adjacente ou contíguo com o objetivo de aumentar a largura do tecido queratinizado ou de cobrir uma raiz exposta.[39]

PRINCÍPIOS DA CIRURGIA PERIODONTAL:

- Conhecer o estado de saúde do seu doente.
- Desenvolver um plano de tratamento completo e exaustivo.
- Conhecer a anatomia do local da cirurgia.
- Seguir técnicas cirúrgicas assépticas.
- Providenciar anestesia profunda.
- Praticar a gestão de tecidos atraumáticos.
    - Instrumentos afiados e esterilizados.
    - Reflexão e retração cuidadosas do retalho.
    - Evitar a tensão da aba.
- Atingir a hemostase.
- Utilizar técnicas de sutura atraumáticas.
    - Agulha e sutura mais pequenas que podem ser utilizadas na zona.
    - Colocar as suturas no tecido queratinizado sempre que possível.
    - Número mínimo de suturas para conseguir o fecho.
- Obliterar o espaço morto entre o retalho e o osso.
- Promove uma cicatrização estável das feridas.[39]

ANATOMIA CIRÚRGICA DO PERIODONTO:

- Um conhecimento sólido da anatomia do periodonto e das estruturas duras e moles que o rodeiam é essencial para determinar o âmbito e as possibilidades dos procedimentos periodontais cirúrgicos e minimizar os seus riscos.

- Os ossos, os músculos, os vasos sanguíneos e os nervos, bem como os espaços anatómicos localizados na proximidade do campo cirúrgico periodontal, são particularmente importantes.

MANDIBLE:

- A mandíbula é um osso em forma de ferradura ligado ao crânio pelas articulações temporomandibulares.
- Apresenta vários pontos de referência de grande importância cirúrgica:

1. O **canal mandibular**, ocupado pelo nervo alveolar inferior e vasos, começa no forame mandibular na superfície medial do ramo mandibular e curva-se para baixo e para a frente, tornando-se horizontal abaixo dos ápices dos molares. Na área dos pré-molares, o canal divide-se em dois: o canal incisivo, que continua horizontalmente até à linha média, e o canal mental, que se vira para cima e se abre no forame mental.
2. O **forame mental**, de onde emergem o nervo e os vasos mentais, está localizado na superfície vestibular da mandíbula, abaixo dos ápices dos pré-molares, às vezes mais próximo do segundo pré-molar e geralmente a meio caminho entre a borda inferior da mandíbula e a margem alveolar. A abertura do forame mental está voltada para cima e para distal, com sua borda póstero-superior inclinando-se gradualmente para a superfície óssea. Ao emergir, o nervo mental divide-se em três ramos. Um ramo do nervo vira-se para a frente e para baixo para irrigar a pele do queixo. Os outros dois ramos seguem anteriormente e para cima para irrigar a pele e a mucosa do lábio inferior e a mucosa da superfície alveolar labial.

- Um traumatismo cirúrgico do nervo mental pode provocar parestesia do lábio, que recupera lentamente.

- Nos maxilares parcial ou totalmente desdentados, o desaparecimento da porção alveolar da mandíbula aproxima o canal mandibular do bordo superior. Quando estes doentes são avaliados para a colocação de implantes, a distância entre o canal e a superfície superior do osso deve ser cuidadosamente determinada para evitar lesões cirúrgicas no nervo.

3. O **nervo lingual**, juntamente com o nervo alveolar inferior, é um ramo da divisão posterior do nervo mandibular e desce ao longo do ramo mandibular medialmente e à frente do nervo alveolar inferior. Situa-se perto da superfície da mucosa oral na zona do terceiro molar.

- Pode ser lesado quando se levanta um retalho periodontal de espessura parcial na região do terceiro molar ou quando se fazem incisões de libertação.

4. O **processo alveolar**, que fornece o osso de suporte aos dentes.
5. A **crista oblíqua externa**, que se estende para baixo e para a frente até à região do segundo ou primeiro molar, criando uma área óssea semelhante a uma prateleira.

- O tratamento ósseo ressectivo pode ser difícil ou impossível nesta área devido à quantidade de osso que teria de ser removido.

6. O **triângulo retromolar** é ocupado por tecido glandular e adiposo coberto por mucosa não queratinizada não aderida. Se existir espaço suficiente distal ao último molar, pode estar presente uma faixa de gengiva aderida; só neste caso é que pode ser efectuada uma operação de cunha distal.
7. A face interna do corpo da mandíbula é percorrida obliquamente pela **crista milo-hióidea**, que se inicia junto à margem alveolar na região dos terceiros molares e prossegue anteriormente, aumentando sua distância da margem óssea à medida que avança. O

músculo milo-hióideo, inserido nesta crista, separa o espaço sublingual, localizado mais anterior e superiormente, do espaço submandibular, localizado mais posterior e inferiormente.[31]

MÁXILA:

1 A maxila é um osso emparelhado que é escavado pelo seio maxilar e tem quatro processos:

A. O **processo alveolar**, que contém as cavidades para os dentes superiores.

B. O **processo palatino**, que se estende horizontalmente para se encontrar com o seu homólogo do outro maxilar na sutura intermaxilar da linha média, e posteriormente com a placa horizontal do osso palatino para formar o palato duro.

C. O **processo zigomático**, que se estende lateralmente a partir da área do primeiro molar e determina a profundidade do fórnix vestibular.

D. O **processo frontal**, que se estende em direção ascendente e se articula com o osso frontal na sutura frontomaxilar.

2. Os ramos terminais do nervo nasopalatino e os vasos passam através do **canal incisivo**, que se abre na zona anterior da linha média do palato. A mucosa que reveste o canal incisivo apresenta uma ligeira protuberância denominada **papila incisiva.** Os vasos que emergem através do canal incisivo são de pequeno calibre e a sua interferência cirúrgica é de pouca importância.

3. O **forame palatino maior** abre-se 3 a 4 mm antes do bordo posterior do palato duro. O nervo e os vasos palatinos maiores emergem através deste forame e correm anteriormente na submucosa do palato, entre os processos palatinos e alveolares.

- Os retalhos palatinos e os locais doadores de enxertos gengivais devem ser cuidadosamente executados e selecionados para evitar a invasão dessas áreas, pois podem ocorrer hemorragias profusas, particularmente se os vasos forem danificados no forame palatino.
- A membrana mucosa que cobre o palato duro está firmemente ligada ao osso subjacente

4. A área distal ao último molar é denominada **tuberosidade maxilar** e consiste no ângulo póstero-inferior da superfície infratemporal da maxila; medialmente, articula-se com o processo piramidal do osso palatino. É coberta por tecido conjuntivo fibroso e contém os ramos terminais dos nervos palatinos médio e posterior.

- A excisão da área para a cirurgia da cunha distal pode atingir medialmente o músculo tensor do palato, que vem da asa maior do osso esfenoide e termina num tendão que forma a aponeurose palatina, que se expande, em forma de leque, para se fixar na borda posterior do palato duro.

5. O corpo da maxila é ocupado pelo **seio maxilar ou antro,** que é uma área piramidal oca com a sua base virada para o nariz e revestida por epitélio respiratório.

- A determinação adequada da extensão do seio maxilar no local da cirurgia é importante para evitar a criação de uma comunicação oroantral, particularmente em relação à colocação de implantes. [31]

➢ Tanto a maxila quanto a mandíbula podem apresentar **exostoses ou toros,** que são considerados dentro da faixa normal de variação anatômica. A localização mais comum de um toro mandibular é na área lingual dos caninos e pré-molares, acima do músculo milo-hióideo. Os toros maxilares geralmente estão localizados na linha média do palato duro.

MÚSCULOS:

- Vários músculos podem ser encontrados durante a realização de retalhos periodontais, particularmente na cirurgia mucogengival.
- São eles o mentalis, o incisivus labii inferioris, o depressor labii inferioris, o depressor anguli oris (triangularis), o incisivus labii superioris e o bucinator. [31]

ESPAÇOS ANATÓMICOS:

- Encontram-se vários espaços ou compartimentos anatómicos perto do campo operatório da cirurgia periodontal.
- Estes espaços contêm tecido conjuntivo frouxo, mas podem ser facilmente distendidos por fluido inflamatório e infeção.
- A invasão cirúrgica destas áreas pode resultar em infecções perigosas e deve ser cuidadosamente evitada.

1. A **fossa canina** contém quantidades variáveis de tecido conjuntivo e gordura e é limitada superiormente pelo músculo quadratus labii superioris, anteriormente pelo orbicularis oris e posteriormente pelo bucinador.

   A infeção desta área resulta em inchaço do lábio superior, obliterando a prega nasolabial, e das pálpebras superior e inferior, fechando o olho.
2. O **espaço bucal** está localizado entre os músculos bucinadores e os músculos masseteres.

A infeção desta área resulta em inchaço da bochecha, mas pode estender-se ao espaço temporal ou ao espaço submandibular, com o qual o espaço bucal comunica.

3. O **espaço mental ou mentalis** *situa-se* na região da sínfise mental, onde estão ligados o músculo mental, o músculo depressor do lábio inferior e o músculo depressor do canto da boca.
   A infeção desta área resulta num grande inchaço do queixo, que se estende para baixo.
4. O **espaço mastigador** contém o músculo masseter, os músculos pterigóides, o tendão de inserção do músculo temporal, o ramo mandibular e a parte posterior do corpo da mandíbula.
   A infeção desta área resulta em inchaço da face e trismo e dor severos.
5. O **espaço sublingual** está localizado abaixo da mucosa oral na parte anterior do pavimento da boca e contém a glândula sublingual e o seu ducto excretor, o ducto submandibular ou de Wharton, e é atravessado pelo nervo e vasos linguais e pelo nervo hipoglosso. Os seus limites são os músculos geniohióideo e genioglosso medialmente e a superfície lingual da mandíbula e abaixo do músculo milo-hióideo lateral e anteriormente.
   A infeção desta área eleva o pavimento da boca e desloca a língua, resultando em dor e dificuldade em engolir, mas com pouco inchaço facial.
6. O **espaço submental** *encontra-se* entre o músculo milo-hióideo superiormente e o platisma inferiormente. É delimitado lateralmente pela mandíbula e posteriormente pelo osso hioide e é atravessado pelo ventre anterior do músculo digástrico.

As infecções desta área têm origem na região dos dentes anteriores da mandíbula e resultam em inchaço da região submental; tornam-se mais perigosas à medida que avançam para trás.

7. O **espaço submandibular** *é* externo ao espaço sublingual, abaixo dos músculos milo-hióideo e hioglosso. Este espaço contém a glândula submandibular, que se estende parcialmente acima do músculo milo-hióideo, comunicando assim com o espaço sublingual, e numerosos gânglios linfáticos.

   As infecções desta área têm origem na área dos molares ou pré-molares e resultam em inchaço que oblitera a linha submandibular e dor ao engolir.

   A angina de Ludwig é uma forma grave de infeção deste espaço que pode estender-se aos espaços sublingual e submental; resulta no endurecimento do pavimento da boca e pode levar à asfixia por edema do pescoço e da glote.[31]

CONSIDERAÇÕES CIRÚRGICAS GERAIS:

CONSIDERAÇÕES PRÉ-CIRÚRGICAS:

1. Deve ser feita uma história clínica completa e quaisquer perturbações ou problemas sistémicos subjacentes (ou seja, hipertensão, diabetes ou perturbações hemorrágicas) devem estar adequadamente controlados. Os medicamentos devem ser cuidadosamente anotados e devem ser efectuadas consultas médicas e análises laboratoriais pré-operatórias, sempre que indicado. É importante notar que a história clínica consiste numa revisão do abuso de drogas, transfusões e estilos de vida alternativos, na tentativa de determinar o risco de síndrome da imunodeficiência adquirida (SIDA) ou do vírus da imunodeficiência humana (VIH).

Isto deve ser combinado com um exame oral minucioso (por exemplo, úlceras, candidíase, leucoplasia pilosa).

2. A tensão arterial deve ser registada.

3. A terapêutica cirúrgica só deve ser considerada após um controlo adequado, destartarização, alisamento radicular e todos os procedimentos necessários de restauração, protéticos, endodônticos, ortodônticos, de estabilização oclusal e de imobilização, e o caso ter sido reavaliado.

4. Deve ser preenchido um formulário de consentimento cirúrgico em todos os casos e a documentação periodontal (incluindo a qualidade dos tecidos, a profundidade das bolsas, as radiografias e os modelos) é obrigatória.[10]

CONSIDERAÇÕES CIRÚRGICAS:

1. A seleção dos procedimentos deve basear-se no seguinte:

a. Simplicidade

b. Previsibilidade

c. Eficiência

d. Considerações mucogengivais

e. Topografia óssea subjacente

f. Limitações anatómicas e físicas (por exemplo, boca pequena, engasgamento, forame mental)

g. Idade e factores sistémicos (por exemplo, arritmias e sopros cardíacos, diabetes, antecedentes de tratamento com radiação, hipotiroidismo, hipertiroidismo)

2. Todas as incisões devem ser claras, lisas e definidas. A indecisão resulta normalmente numa incisão irregular e irregular, que requer mais tempo de cicatrização.

3. Todos os retalhos devem ser concebidos para uma utilização e retenção máximas do tecido gengival queratinizado, de modo a manter uma zona funcional de gengiva queratinizada aderente e evitar procedimentos secundários desnecessários.

4. A conceção da aba deve permitir um acesso e uma visibilidade adequados.

5. Deve ser evitado o envolvimento de áreas adjacentes não envolvidas.

6. O desenho do retalho deve evitar a exposição óssea desnecessária, com a consequente perda e deiscência ou formação de fenestrações.

7. Sempre que possível, os procedimentos de intenção primária são preferidos aos de intenção secundária.

8. A base de um retalho deve ser tão larga como o aspeto coronal para permitir uma vascularização adequada.

9. As etiquetas de tecido devem ser removidas para permitir uma cicatrização rápida e evitar o recrescimento do tecido de granulação.

10. É necessária uma estabilização adequada do retalho para evitar deslocações, hemorragias desnecessárias, formação de hematomas, exposição óssea e possível infeção.[10]

OBJECTIVOS DA CIRURGIA PERIODONTAL:

1. acesso às raízes e ao osso alveolar

- Aumentar a visibilidade

-Aumentar a eficácia da destartarização e do alisamento radicular

- Menos traumas nos tecidos

2. Modificação de defeitos ósseos

-Estabelecer a arquitetura fisiológica dos tecidos duros através de regeneração ou ressecção

- Aumentar defeitos do rebordo alveolar

3. Reparação ou regeneração do periodonto

4. Redução de bolso

- Melhorar a manutenção pelo paciente e pelo terapeuta

-Melhorar a estabilidade a longo prazo

5. Proporcionar contornos aceitáveis dos tecidos moles

- Melhorar o controlo e a manutenção da placa bacteriana

- Melhorar a estética.[39]

INDICAÇÕES DA CIRURGIA PERIODONTAL:

DE ACORDO COM JAN LINDHE:

- Acessibilidade para uma destartarização e alisamento radicular adequados
- Estabelecimento de uma morfologia da zona dentogengival favorável ao controlo da infeção
- Redução da profundidade do bolso
- Correção de aberrações gengivais grosseiras
- Deslocação da margem gengival para uma posição apical às restaurações que retêm a placa bacteriana
- Facilitar uma terapia de recuperação adequada.[26]

DE ACORDO COM ROSE LF, MEALEY BL, GENCO RJ, COHEN DW:-

- Acesso a raízes e defeitos ósseos
- Cirurgia de ressecção

- Regeneração do periodonto.
- Cirurgia pré-protética
    - Alongamento da coroa
    - Aumento gengival
    - Aumento da crista
    - Redução de Tori
    - Redução da tuberosidade
    - Vestibuloplastia
- Cirurgia plástica periodontal
    - Alongamento estético de coroas anteriores
    - Enxerto de tecidos moles para recobrimento radicular ou para obter uma dimensão gengival fisiológica
    - Reconstrução da papila
- Aumento da gengiva
- Biópsia
- Cirurgia de implantes
- Tratamento de abcessos periodontais
- Cirurgia exploratória.[39]

CONTRA-INDICAÇÕES PARA A CIRURGIA PERIODONTAL:

1. Cooperação do paciente: - o controlo da placa bacteriana no pós-operatório é decisivo para o sucesso do tratamento periodontal; um paciente que não coopere durante a fase causal da terapia não deve ser exposto a tratamento cirúrgico.

2. Doenças cardiovasculares

a. Hipertensão não controlada

b. Angina instável

c. Enfarte do miocárdio

d. Terapia anticoagulante

e. Endocardite reumática, lesões cardíacas congénitas e implantes cardíacos/vasculares

3. Transplantes de órgãos

4. Doenças do sangue

5. Perturbações hormonais

a. Diabetes não controlada

b. Disfunção adrenal

6. Doenças hematológicas

a. Esclerose múltipla e doença de Parkinson

b. Epilepsia

7. Fumar - mais um fator limitativo do que uma contraindicação[13]

8. Fraco controlo da placa bacteriana

9. Elevada taxa de cáries.[39]

VANTAGENS DAS OPERAÇÕES COM RETALHO :

1. A gengiva existente é preservada
2. O osso alveolar marginal é exposto, o que permite identificar a morfologia dos defeitos ósseos e efetuar o tratamento adequado
3. As áreas de furca são expostas; o grau de envolvimento e a relação "dente-osso" podem ser identificados
4. O retalho pode ser reposicionado no seu nível original ou deslocado apicalmente, tornando assim possível ajustar a margem gengival às condições locais
5. O procedimento com retalho preserva o epitélio oral e torna frequentemente supérflua a utilização de pensos cirúrgicos

6. O período pós-operatório é geralmente menos desagradável para o paciente quando comparado com a gengivectomia.[26]

INCISÕES:

A seleção e a execução da incisão baseiam-se num planeamento cuidadoso que tem em consideração a anatomia cirúrgica, o objetivo cirúrgico, a conceção do retalho e os princípios da gestão atraumática dos tecidos. Independentemente do tipo de incisão utilizado, o cirurgião deve utilizar um instrumento de corte afiado com um movimento definitivo e suave e com um arrastamento mínimo através do tecido. Uma faca cega causará danos desnecessários nos tecidos. O cabo do bisturi deve ser redondo e segurado com um aperto delicado de caneta, permitindo um movimento preciso, flexível e exato da lâmina do bisturi. A lâmina da faca deve permanecer no tecido tanto quanto possível. Quanto mais o cirurgião levantar o bisturi da incisão para alterar a sua orientação, maior é a probabilidade de ter uma linha de incisão irregular. A previsibilidade cirúrgica começa com incisões limpas e suaves. Isto resultará numa cicatrização mais rápida e num menor desconforto para o doente.[39]

SÃO SETE OS PRINCIPAIS TIPOS DE INCISÃO HABITUALMENTE UTILIZADOS NA CIRURGIA PERIODONTAL:

1.A INCISÃO EXTERNA EM BISEL OU GENGIVECTOMIA:

- Está contido na gengiva e dirigido coronalmente com os objectivos cirúrgicos de eliminação de bolsas, acesso às raízes e melhoria dos contornos gengivais.

- É indicado para tratar o aumento gengival e para efetuar o alongamento estético da coroa quando não é necessário o acesso ao osso subjacente.
- Por vezes, é utilizado em conjunto com a cirurgia de retalho quando é benéfico afinar os tecidos externamente antes da reflexão do retalho. Um exemplo seria um caso de aumento gengival grave com gengiva lobulada e margens gengivais muito irregulares.
- O recontorno da gengiva com uma morfologia de superfície irregular é difícil se for tentado utilizando uma técnica de desbaste interno na parte inferior do retalho.[39]

2. A INCISÃO EM BISEL INVERTIDO OU REVERSO:

- É um dos tipos mais comuns de incisões utilizadas na cirurgia periodontal. A intenção inicial da incisão em bisel invertido era remover o epitélio da bolsa e proporcionar a aposição direta de tecido conjuntivo saudável à superfície da raiz. Embora este já não seja um objetivo cirúrgico, a incisão em bisel invertido continua a ser útil para posicionar apicalmente a margem do retalho palatino, afastando-se da margem e recortando o retalho.
- Esta incisão também pode ser utilizada em superfícies faciais se estiver presente uma zona ampla de tecido queratinizado.
- A lâmina de bisturi é orientada paralelamente ao longo eixo dos dentes e é dirigida apicalmente para a crista alveolar ou apenas subcrestal, se for desejado um maior afastamento da margem gengival e se estiver prevista alguma ressecção óssea.
- Um desenho de incisão recortada é normalmente incorporado no retalho quando é utilizada uma incisão em bisel inverso. A forma desta vieira é ditada pela anatomia do dente e pela forma da raiz

subjacente e pela quantidade prevista de posicionamento apical do retalho ou da margem do retalho.[39]

INDICAÇÕES:

- Incisão primária da cirurgia de retalho, se existir uma faixa suficiente de gengiva aderente.
- Desejo de corrigir a morfologia óssea (osteoplastia, ressecção óssea)
- Gengiva espessa (como a gengiva palatina)
- Bolsas periodontais profundas e defeitos ósseos
- Desejo de alongar a coroa clínica.[43]

Existem variações no tipo de incisão em bisel interno para os diferentes tipos de retalhos.

- O retalho de Widman modificado não pretende remover a parede da bolsa, mas elimina o revestimento da bolsa. Por conseguinte, a incisão em bisel interno começa perto, não mais de 1 a 2 mm apicalmente à margem gengival e segue o recorte normal da margem gengival.
- No caso de um retalho deslocado apicalmente, a parede da bolsa deve ser preservada para ser posicionada apicalmente enquanto o seu revestimento é removido. Assim, a incisão em bisel interno deve ser efectuada o mais próximo possível do dente (0,5 a 1 mm).
- Para um retalho não deslocado, a incisão em bisel interno é iniciada num ponto coronal ou próximo da projeção do fundo da bolsa na superfície externa da gengiva.[32]

3. UMA INCISÃO SULCULAR OU CREVICULAR:

- É selecionada se for desejável a preservação de todo o tecido queratinizado existente. A lâmina de bisturi é inserida no sulco gengival, alinhada paralelamente ao longo eixo do dente e inclinada em direção à crista alveolar. Interproximalmente, a incisão é alargada para o espaço de embrasure para incluir o máximo de tecido papilar possível com o retalho.[39]

INDICAÇÕES :

- Faixa estreita de gengiva aderente
- Processo gengival e alveolar fino
- Bolsa periodontal pouco profunda
- Desejo de diminuir a recessão gengival pós-operatória por razões estéticas na região anterior do maxilar
- Como incisão secundária da cirurgia de retalho habitual
- Enxerto ósseo ou GTR: desejo de preservar o máximo possível de tecido periodontal (especialmente a papila interdental) para cobrir completamente o osso enxertado e a membrana por retalhos.[43]

4.INCISÕES VERTICAIS DE LIBERTAÇÃO :

- São normalmente perpendiculares à margem gengival e colocadas nos ângulos de linha dos dentes.

Estas incisões:

- aumentar o acesso ao osso alveolar,
- diminuir a tensão nos flaps retraídos,
- permitem o posicionamento apical e coronal dos retalhos,
- e limitar a inclusão de locais não doentes no campo cirúrgico.

As incisões verticais de libertação não devem ser colocadas em concavidades pronunciadas ou sobre saliências ou exostoses ósseas proeminentes, e também não devem atravessar proeminências radiculares ou dividir a papila interdentária, a menos que estejam associadas a uma técnica de enxerto de pedículo de papila dupla utilizada para cobertura da superfície radicular exposta.

Como regra geral, ao tentar decidir em que lado do espaço interproximal colocar a incisão de libertação, é melhor incluir a papila com o retalho para melhorar o fornecimento de sangue ao retalho e para permitir uma sutura fácil. Uma exceção a esta diretriz é na região anterior, onde a reflexão de uma papila pode não ser garantida devido a preocupações estéticas.[39]

5.INCISÕES DE DESBASTE:

- Reduz o volume de tecido conjuntivo da parte inferior do retalho e é normalmente utilizado para reduzir a espessura dos retalhos antes da reflexão.
- Estas incisões são utilizadas como parte de procedimentos de cunha distal ou mesial e também para afinar papilas volumosas.
- As incisões de desbaste são realizadas em conjunto com a reflexão do retalho (ou seja, reflectindo o retalho à medida que este é desbastado) ou após a conclusão da reflexão do retalho. O cirurgião novato pode achar menos difícil desbastar o retalho à medida que este é refletido, porque o tecido é menos móvel e mais fácil de controlar. O desbaste de tecidos volumosos, utilizando uma abordagem interna, permite uma melhor adaptação do retalho e

proporciona maior conforto ao doente do que o desbaste de tecidos com uma incisão externa em bisel.

Os procedimentos de redução da tuberosidade e da almofada retromolar são utilizados para reduzir o volume de tecido distal aos segundos molares nas áreas da tuberosidade maxilar e da fossa retromolar mandibular. Estas técnicas, necessariamente, incorporam incisões internas de desbaste, com o objetivo de criar um fecho primário da ferida e uma cicatrização por intenção primária.

Há três técnicas que são normalmente utilizadas:

- A cunha triangular,
- A cunha linear,
- O alçapão.

As três técnicas têm as vantagens, em relação à gengivectomia, de permitir o acesso ao osso subjacente, preservar o tecido queratinizado e proporcionar um encerramento primário com uma cicatrização mais rápida e menos desconforto. Os procedimentos de cunha distal triangular e linear são bem adequados para a redução de tecidos espessos característicos da tuberosidade maxilar.

As incisões em cunha triangulares são colocadas criando o vértice do triângulo perto do entalhe hamular e a base do triângulo junto à superfície distal do dente terminal. Estas incisões são contínuas com as incisões em bisel inverso vestibular e palatino utilizadas no resto do local da cirurgia. As incisões de desbaste ou desminagem são efectuadas antes da reflexão total do tecido e estendem-se 2 a 3 mm apicalmente ao aspeto da crista da tuberosidade. Os retalhos podem então ser totalmente reflectidos e a cunha de tecido mole removida de cima da tuberosidade. Se for efectuado um desbaste adequado e a cunha tiver um comprimento suficiente, o fecho primário do retalho deve ser realizado para permitir a cicatrização por primeira intenção.

A cunha distal linear incorpora duas incisões paralelas sobre a crista da tuberosidade que se estendem desde a superfície proximal do molar terminal até à área da incisura hamular. A distância entre as duas incisões lineares é determinada pela espessura dos tecidos, com uma maior separação das incisões em tecidos mais espessos. As incisões de libertação vertical colocadas perpendicularmente e na parte posterior da cunha linear permitem um maior acesso ao osso subjacente. As incisões de desbaste e a remoção da cunha distal são concluídas de forma semelhante à descrita para a cunha distal triangular.

Embora os procedimentos de cunha distal triangular ou linear possam ser utilizados na área da almofada retromolar mandibular se estiver presente tecido queratinizado adequado, **a técnica de alçapão** pode ser mais adequada para esta área quando o tecido queratinizado é mínimo. O procedimento de alçapão preserva o tecido queratinizado existente, mas ainda permite o desbaste interno dos tecidos e o posicionamento apical dos retalhos. Podem ser utilizadas várias abordagens ao procedimento de alçapão, dependendo da anatomia e do tipo de tecido na área retromolar mandibular.

Uma técnica comum incorpora uma única incisão colocada a partir do ângulo da linha distofacial ou distolingual do molar terminal, estendendo-se posteriormente através do tecido queratinizado até se aproximar do aspeto ascendente do ramo. Neste ponto, a incisão é angulada para lingual, se iniciada a partir do ângulo da linha distofacial, ou para vestibular, em direção à crista oblíqua externa, se iniciada no ângulo da linha distolingual.

É criado um retalho retangular (ou seja, alçapão) que é contínuo com o retalho mucoperiosteal bucal que se estende anteriormente. Este retalho retangular pode ser afinado à medida que é refletido e o tecido mole remanescente na crista removido. Embora esses três procedimentos retromolares sejam frequentemente descritos para o tratamento de tecidos espessos na distal de molares terminais, eles também podem ser usados ao lado de qualquer dente adjacente a um espaço edêntulo com tecido mucoso espesso.[39]

<u>6. INCISÕES DE CORTE</u>:

- São pequenas incisões feitas no aspeto apical das incisões verticais de libertação e são utilizadas em conjunto com os retalhos pediculares para permitir um maior movimento e uma menor tensão quando os retalhos são movidos lateralmente.
- Deve ter-se muito cuidado para não alargar as incisões de corte mais de 2 a 3 mm, para minimizar a perturbação do restante fornecimento de sangue ao retalho.[39]

<u>7. INCISÕES DE LIBERTAÇÃO PERIOSTEAL</u>:

- Estes são utilizados quando é indicado o avanço coronal ou lateral de um retalho sobre a raiz ou a coroa do dente. Esta incisão, que corta o periósteo subjacente na base dos retalhos de espessura total, permite o posicionamento coronal sem tensão do retalho para cobrir as superfícies radiculares expostas e para proporcionar um fecho primário sobre membranas de barreira utilizadas em procedimentos de regeneração tecidular e óssea guiada. É necessário ter muito cuidado ao efetuar estas incisões para não comprometer o fornecimento de sangue ou descolar o retalho da sua base.[39]

PROCESSO DE INCISÃO:

São necessárias três incisões para a cirurgia do retalho. A incisão primária disseca o retalho da superfície óssea, a incisão secundária permite a remoção do retalho secundário no aspeto cervical por conveniência, e a terceira incisão separa o retalho secundário.[43]

INCISÃO PRIMÁRIA (INCISÃO INICIAL):

A incisão primária é uma incisão em bisel interno, a 1-3 mm da margem gengival, inclinada em direção à crista alveolar. O retalho é refletido para expor o osso e a raiz subjacentes. Os pontos importantes incluem:

- Preservar o tecido gengival tanto quanto possível.
- Preparar um retalho fino e uniforme, que se possa adaptar ao osso e à superfície do dente.
- Para uma gengiva espessa, afinar o bordo do retalho e criar uma melhor morfologia gengival pós-operatória.

Uma incisão em bisel interno de uma incisão primária pode ser uma incisão recortada ou uma incisão reta. Para cobrir corretamente o osso quando se substitui um retalho, a incisão recortada é utilizada principalmente para a incisão primária ao longo do bordo gengival e para preparar a forma do arco.

A incisão primária recortada deve estender-se até à área interdentária, mas deve incluir uma papila interdentária suficiente para uma cobertura completa do osso interdentário e uma adaptação estreita dos retalhos vestibular e lingual. Isto é especialmente importante no caso de curetagem e enxertos de retalho.

A colocação da incisão primária é determinada pelos seguintes factores:

l. Faixa de gengiva aderente

2. Método de cirurgia periodontal

3. Profundidade da bolsa periodontal

4. Se são necessárias osteoplastia e ostectomia

5. Espessura da gengiva e do processo alveolar

6. Estética

7. Se é necessário um tratamento de restauração após uma cirurgia periodontal

8. Comprimento da coroa clínica necessário para o pilar.[45]

Friedman e Levin (1964) classificaram a posição da incisão primária e a posição do retalho deslocado do retalho posicionado apicalmente com base na quantidade de gengiva queratinizada existente na área cirúrgica.[42]

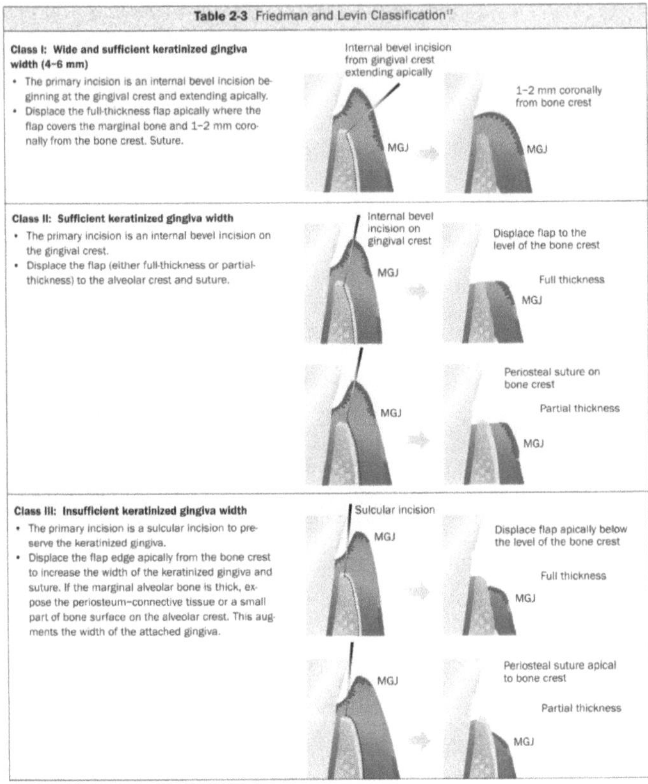

Table 2-3 Friedman and Levin Classification[17]

Classification	Illustration labels
Class I: Wide and sufficient keratinized gingiva width (4–6 mm) • The primary incision is an internal bevel incision beginning at the gingival crest and extending apically. • Displace the full-thickness flap apically where the flap covers the marginal bone and 1–2 mm coronally from the bone crest. Suture.	Internal bevel incision from gingival crest extending apically; MGJ; 1–2 mm coronally from bone crest; MGJ
Class II: Sufficient keratinized gingiva width • The primary incision is an internal bevel incision on the gingival crest. • Displace the flap (either full-thickness or partial-thickness) to the alveolar crest and suture.	Internal bevel incision on gingival crest; MGJ; Displace flap to the level of the bone crest; Full thickness; MGJ; MGJ; Periosteal suture on bone crest; Partial thickness; MGJ
Class III: Insufficient keratinized gingiva width • The primary incision is a sulcular incision to preserve the keratinized gingiva. • Displace the flap edge apically from the bone crest to increase the width of the keratinized gingiva and suture. If the marginal alveolar bone is thick, expose the periosteum–connective tissue or a small part of bone surface on the alveolar crest. This augments the width of the attached gingiva.	Sulcular incision; MGJ; Displace flap apically below the level of the bone crest; Full thickness; MGJ; MGJ; Periosteal suture apical to bone crest; Partial thickness; MGJ

INCISÃO SECUNDÁRIA:

A incisão é uma incisão sulcular, que incide na zona cervical a partir do fundo da bolsa em direção à crista alveolar. O seu objetivo é facilitar a remoção do tecido de granulação inflamatório que rodeia a zona cervical e o retalho secundário das paredes de tecido mole da bolsa periodontal (depois de refletir o retalho primário). Recomenda-se uma lâmina nº 12, um pequeno cinzel Wedelstadt e um cinzel Ochsenbein.[43]

TERCEIRA INCISÃO:

Trata-se de uma incisão interdentária ao longo da crista alveolar e do septo alveolar, desde o lado vestibular até ao lado lingual. Separa o retalho secundário cervical da crista alveolar e do osso interdentário após refletir os retalhos vestibular e lingual. O retalho secundário é facilmente removido como uma peça única da terceira incisão. Recomenda-se a utilização da faca interdentária orban para esta incisão.[43]

ABAS PARA ELIMINAR OS BOLSOS

ABA WIDMAN ORIGINAL:

Uma das primeiras descrições pormenorizadas da utilização de um procedimento de retalho para eliminação de bolsas foi publicada em 1918 por Leonard Widman. No seu artigo "The operative treatment of pyorrhea alveolaris", Widman descreveu um desenho de retalho mucoperiosteal destinado a remover o epitélio da bolsa e o tecido conjuntivo inflamado, facilitando assim uma limpeza óptima das superfícies radiculares.[26]

TÉCNICA:

- As incisões de libertação seccional foram feitas primeiro para demarcar as áreas programadas para a cirurgia. Estas incisões foram efectuadas a partir das margens gengivais médio-bucais dos dois dentes periféricos da área de tratamento e continuaram vários milímetros para dentro da mucosa alveolar. As duas incisões de libertação foram ligadas por uma incisão gengival que seguiu o contorno da margem gengival e separou o epitélio da bolsa e o tecido conjuntivo inflamado da gengiva não inflamada. Se necessário, foram efectuadas incisões gengivais e de libertação semelhantes na face lingual dos dentes.
- Um retalho mucoperiosteal foi elevado para expor pelo menos 2-3 mm do osso alveolar marginal. O colar de tecido inflamado à volta

do colo dos dentes foi removido com curetas e as superfícies radiculares expostas foram cuidadosamente raspadas. Foi recomendado o recontorno ósseo para obter uma forma anatómica ideal do osso alveolar subjacente.

- Após o desbridamento cuidadoso dos dentes na área cirúrgica, os retalhos vestibular e lingual foram colocados sobre o osso alveolar e fixados nessa posição com suturas interproximais. Widman salientou a importância da colocação da margem de tecido mole ao nível da crista óssea alveolar, para que não ficassem bolsas. O procedimento cirúrgico resultou na exposição das superfícies radiculares. Muitas vezes, as áreas interproximais ficavam sem cobertura de tecido mole do osso alveolar.

As principais vantagens do: procedimento original do retalho de Widman em comparação com o procedimento de gengivectomia incluem:

- Menos desconforto para o paciente, uma vez que a cicatrização ocorreu por intenção primária.
- Foi possível restabelecer um contorno correto do osso alveolar em locais com defeitos ósseos angulares.[26]

NEUMANN FLAP:

Neumann afirmou ter utilizado o retalho mucoperiosteal na cirurgia periodontal já em 1911. A sua técnica envolvia até 6 dentes, utilizava incisões verticais de libertação nas papilas interdentárias que se estendiam até à prega mucobucal. Uma terceira incisão foi efectuada apicalmente através do sulco gengival até à crista alveolar e levantou ambos os retalhos vestibular e lingual. Neumann descreveu a sua técnica como "o tratamento radical da piorréia alveolar".

Uma modificação do retalho de Neumann foi apresentada por Widman em 1916 e publicada em 1918.[48]

TÉCNICA:

- De acordo com a técnica sugerida por Neumann, foi efectuada uma incisão intracrevicular através da base das bolsas gengivais, e toda a gengiva (e parte da mucosa alveolar) foi elevada num retalho mucoperiosteal.
- Foram feitas incisões seccionais de libertação para demarcar a área da cirurgia.
- Após a elevação do retalho, o interior do retalho foi curetado para remover o epitélio da bolsa e o tecido de granulação. As superfícies radiculares foram depois cuidadosamente "limpas". As irregularidades do osso alveolar foram corrigidas para dar à crista óssea um contorno horizontal.
- Os retalhos foram depois aparados para permitir uma adaptação óptima aos dentes e uma cobertura adequada do osso alveolar, tanto na zona vestibular/lingual (palatina) como na zona interproximal.[26]

OPERAÇÃO DE FLAP MODIFICADA (KIRKLAND 1931):

Em 1931, Kirkland descreveu um procedimento cirúrgico para ser utilizado no tratamento de "bolsas de pus periodontal". O procedimento foi designado por operação de retalho modificado e consiste basicamente num retalho de acesso para um desbridamento radicular adequado.

TÉCNICA:

- Neste procedimento, as incisões foram efectuadas intracrevicularmente através do fundo da bolsa nos aspectos labial e lingual da área interdentária. As incisões foram alargadas na direção mesial e distal.
- A gengiva foi retraída labial e lingualmente para expor as superfícies radiculares doentes, que foram cuidadosamente desbridadas. Os defeitos ósseos angulares foram curetados.
- Após a eliminação do epitélio da bolsa e do tecido de granulação da superfície interna dos retalhos, estes foram recolocados na sua posição original e fixados com suturas interproximais. Assim, não foi feita qualquer tentativa de reduzir a profundidade pré-operatória das bolsas.

Ao contrário do retalho de Widman original e do retalho de Neumann, a operação de retalho modificada não incluiu..:

- Sacrifício extensivo de tecidos não inflamados.
- Deslocação apical da margem gengival.

VANTAGENS DA OPERAÇÃO DE RETALHO MODIFICADO-

- O método poderia ser útil nas regiões anteriores da dentição por razões estéticas, uma vez que as superfícies radiculares não estavam marcadamente expostas.
- Tem o potencial de regeneração óssea em defeitos intra-ósseos que ocorrem frequentemente segundo Kirkland (1931).[26]

A primeira descrição do procedimento de retalho com o objetivo de recolocação foi feita por Kirkland em 1931, quando demonstrou o desenho básico do retalho mucoperiosteal gengival de Neumann em 1920 para o retalho original, mas em vez de aparar o retalho para a eliminação da bolsa cirúrgica, tentou eliminar o revestimento epitelial crevicular e o tecido conjuntivo inflamado através da curetagem do retalho. [16]

RETALHO NÃO DESLOCADO:

Em 1965, Morris descreveu uma técnica conhecida como "Retalho Mucoperiosteal Não Reposicionado". Atualmente, o retalho não reposicionado pode ser o tipo de cirurgia periodontal mais frequentemente realizado. Nesta técnica, a parede da bolsa de tecido mole é removida com a incisão inicial, pelo que pode ser considerada como uma "gengivectomia de bisel interno". Para efetuar esta técnica sem criar problemas mucogengivais, o médico deve determinar se permanecerá gengiva aderente suficiente após a remoção da parede da bolsa. [32]

TÉCNICA:

Etapa 1: as bolsas são medidas com a sonda periodontal e é produzido um ponto de sangramento na superfície externa da gengiva para marcar o fundo da bolsa.

Etapa 2: a incisão inicial ou em bisel interno é efectuada depois de se terem eliminado as marcas de sangramento na gengiva. A incisão é geralmente efectuada até um ponto apical à crista alveolar, dependendo da espessura do tecido. Quanto mais espesso for o tecido, mais apical é o ponto final da incisão. Além disso, o desbaste do retalho deve ser efectuado com a incisão inicial porque é mais fácil de realizar nesta altura do que mais tarde, com um retalho solto e refletido que é difícil de gerir.

Etapa 3: a segunda incisão ou a incisão crevicular é efectuada a partir do fundo da bolsa até ao osso para separar o tecido conjuntivo do osso.

Passo 4: o retalho é refletido com o elevador periosteal a partir da incisão em bisel interno. Normalmente, não são necessárias incisões verticais porque o retalho não é deslocado apicalmente.

Etapa 5: a terceira incisão ou a incisão interdental é efectuada com a faca interdental, separando o tecido conjuntivo do osso.

Etapa 6: a cunha triangular de tecido criada pelas três incisões é removida com a cureta.

Etapa 7: a área é desbridada, removendo todas as marcas de tecido e tecido de granulação com curetas afiadas.

Etapa 8: após a destartarização e o alisamento radicular necessários, o bordo do retalho assenta na junção raiz-osso. Se não for este o caso, devido a uma localização incorrecta da incisão inicial ou à necessidade inesperada de cirurgia óssea, o bordo do retalho é recortado e aparado para permitir que o bordo do retalho termine na junção raiz-osso.

Etapa 9: uma sutura contínua é usada para fixar os retalhos facial e lingual. Este tipo de sutura, que utiliza o dente como âncora, é vantajoso para posicionar e manter os bordos do retalho na junção raiz-osso. A área é coberta com um pacote periodontal.[32]

VANTAGENS:

- Remove a parede do bolso.[32]

DESVANTAGENS:

- Estética deficiente.
- Exposição da raiz levando a sensibilidade e cárie.[32]

RETALHO DE WIDMAN MODIFICADO:

Ramfjord e Nissle, em 1974, cunharam o termo retalho de Widman modificado, embora o procedimento tenha sido utilizado por Morris em 1965 e tenha sido designado por retalho mucoperiosteal não reposicionado. Morris, em 1965, descreveu este retalho como "o retalho mucoperiosteal simples, combinado com a incisão biselada invertida e a ressecção óssea". O retalho utilizava três incisões: a incisão em bisel interno que começava a 1 a 1,5 mm de distância da gengiva

A incisão crevicular, desde o fundo da bolsa até ao osso, circunscreve a cunha triangular de tecido que contém o revestimento da bolsa e, finalmente, após a reflexão do retalho, a incisão horizontal é colocada nos espaços interdentários, coronal ao osso, com uma cureta ou uma faca interproximal, e o colar gengival é removido.[15]

INDICAÇÕES:

1. Bolsas profundas (mais de 5 mm) nas regiões anterior e buco-maxilar posterior.

2. Bolsas e crateras intra-ósseas

3. Bolsas com envolvimento de furca

4. Enxertos ósseos

5. Elevada taxa de cáries

6. Sensibilidade radicular grave[36]

TÉCNICA:

Passo 1:

- A incisão inicial é a incisão em bisel interno na crista alveolar, começando a 0,5 mm a 1 mm de distância da margem gengival.[56]
- A incisão gengival inicial deve ser efectuada com uma faca que possa ser dirigida paralelamente ao longo eixo do dente.
- Se as bolsas vestibulares ou linguais forem mais profundas do que 2 mm, esta incisão inicial deve ser colocada a pelo menos ½ mm de distância da margem gengival livre, de modo a assegurar a remoção completa de todo o epitélio crevicular.
- Se a fenda bucal for de 2 mm ou menos e/ou se as considerações estéticas forem de grande importância, pode utilizar-se uma incisão intra-crevicular / crestal começando na margem gengival livre para minimizar a contração gengival pós-cirúrgica.
- O recorte segue a margem gengival. Para assegurar a cobertura do osso interproximal pelo retalho após a cirurgia, é frequentemente aconselhável exagerar o efeito de recorte da incisão inicial, mantendo-se 1 a 2 mm afastado da superfície palatina média dos dentes, enquanto as incisões interproximais se aproximam das superfícies dentárias. Deve ter-se o cuidado de inserir a lâmina de forma a que as papilas fiquem com uma espessura semelhante à do retalho facial remanescente
- Não são necessárias incisões relaxantes verticais.[26]

Passo 2:

- A gengiva é reflectida com um elevador periosteal.

Passo 3:

- É efectuada uma incisão crevicular desde o fundo da bolsa até ao osso, circunscrevendo a cunha triangular de tecido que contém o revestimento da bolsa

Passo 4:

- Depois de o retalho ser refletido, é feita uma terceira incisão no espaço interdentário, coronal ao osso, com uma cureta ou uma faca interproximal, e o colar gengival é removido

Passo 5:

- As marcas de tecido e o tecido de granulação são removidos com uma cureta. A superfície da raiz é verificada, depois raspada e aplainada, se necessário. As fibras periodontais residuais ligadas à superfície do dente não devem ser perturbadas.

Passo 6:

- A arquitetura óssea não é corrigida, exceto se impedir a adaptação estreita aos pescoços dos dentes.
- O retalho é adaptado de forma a que o osso interproximal não fique exposto no momento da sutura.
- O retalho pode ser afinado para permitir a adaptação estreita da gengiva em torno de toda a circunferência do dente e entre si interproximalmente.

Passo 7:

São colocadas suturas directas interrompidas em cada espaço interdentário e cobertas com pomada de tetraciclina (Achromycin) e com um pacote cirúrgico periodontal.[32]

Diferenças em relação à "aba Widman original"

Foi efectuada principalmente uma curetagem subgengival aberta para reimplantação, enquanto o principal objetivo do retalho Widman original era a eliminação da bolsa.

- A incisão primária é uma incisão biselada inversa, de espessura parcial e fina, realizada paralelamente ao eixo longo do dente e direccionada para a crista óssea
- A incisão secundária é a incisão intra-sulcular e é efectuada em torno das superfícies dentárias.
- Após a elevação dos retalhos, o colar de tecido solto foi removido na crista alveolar.
- Não se registou qualquer deslocação apical do retalho.
- Sem recontorno ósseo (eliminação de bolsas)
- Recorte palatino exagerado para uma adaptação óptima do retalho.[37]

Vantagens do procedimento de retalho de Widman modificado em relação à curetagem subgengival

Este tipo de retalho apresenta, de facto, uma modificação da curetagem subgengival. Ele proporciona:

- Melhor acesso à superfície da raiz do que a curetagem.
- Permite a remoção do revestimento epitelial da bolsa com menos trauma e desconforto.
- Também proporciona uma melhor adaptação ao dente do que a curetagem.[37]

VANTAGENS:

- A possibilidade de obter uma adaptação estreita dos tecidos moles às superfícies radiculares.
- O mínimo de trauma a que o osso alveolar e os tecidos conjuntivos moles são expostos.
- Menor exposição das superfícies radiculares, o que, do ponto de vista estético, é uma vantagem no tratamento dos segmentos anteriores da dentição.[26]

DESVANTAGENS:

- Incapacidade de eliminar as bolsas.
- Difícil de realizar em gengivas finas e estreitas.
- Arquitetura interproximal plana ou côncava imediatamente após a remoção do penso cirúrgico, especialmente nas áreas das crateras ósseas interproximais.
- A falha na aproximação completa dos retalhos vestibulares ou linguais ou o ajuste inadequado dos retalhos aos dentes após as tentativas de realizar o retalho de Widman modificado dá frequentemente maus resultados com bolsas periodontais residuais inflamadas e profundas.[47]

Becker W, Becker BE, Caffesse R et al, em **2001,** efectuaram um estudo para comparar os procedimentos de destartarização e alisamento radicular (SRP), cirurgia óssea (OS) e Widman modificado (MW) no tratamento de doenças periodontais e concluíram que se verificou uma diminuição significativa do escore gengival, do escore de placa e da profundidade de bolsa (PD), mas não significativa em relação ao nível de inserção clínica.

Há uma maior redução da PD em relação ao OS em comparação com o MWF e menos com o SRP.[2]

Gaspirc B e Skaleric U, em **2007,** efectuaram um estudo para avaliar os resultados clínicos a longo prazo da cirurgia de retalho periodontal assistida por laser de érbio dopado com ítrio, alumínio e granada (Er:YAG) em comparação com o tratamento convencional com o procedimento de retalho de Widman modificado e concluíram que o laser de Er:YAG permite uma maior redução da DP e ganhos na CAL até 3 anos em comparação com a cirurgia de retalho de Widman convencional.[17]

Paul GT, Hemalata M, Faizuddin M, em **2010**, realizaram um estudo para comparar o retalho de Widman modificado e a terapia não cirúrgica de SRP juntamente com um dispositivo de libertação controlada de fármacos (chip de clorexidina), no tratamento de bolsas moderadas a profundas e concluíram que a SRP juntamente com o dispositivo de libertação controlada de fármacos proporciona melhorias semelhantes na profundidade da bolsa e no nível de fixação clínica quando comparada com o tratamento cirúrgico. No entanto, é necessário ter em conta vários factores ao decidir qual a abordagem terapêutica a selecionar para o tratamento da doença periodontal crónica.[34]

RETALHO REPOSICIONADO APICALMENTE:

O retalho posicionado apicalmente é uma das técnicas mais utilizadas para eliminar bolsas periodontais. Um retalho feito por uma incisão em bisel interno é deslocado apicalmente da posição original, e a sutura é feita na crista alveolar ou numa posição ligeiramente coronal.

A posição da deslocação do retalho varia em função da:

1. Espessura da margem alveolar na área operatória.

2. Largura da gengiva aderente.

3. Comprimento da coroa clínica necessário para um pilar.

A cirurgia de retalho posicionado apicalmente é amplamente utilizada para eliminar bolsas periodontais, para aumentar a largura da gengiva aderida, para alongar a coroa clínica para tratamento protético e para melhorar a morfologia gengival e do osso gengivo-alveolar. No entanto, não é adequado para doenças periodontais graves ou para a zona estética.[43]

INDICAÇÕES:

1. Erradicação das bolsas.
2. Alargamento da zona de gengiva aderente.[32]

CONTRA-INDICAÇÕES:

- Bolsas periodontais na doença periodontal grave.
- Bolsas periodontais em áreas onde a estética é crítica.
- Defeitos intra-ósseos profundos.
- Paciente com elevado risco de cárie.
- Hipersensibilidade grave.
- Dente com mobilidade acentuada e perda severa de inserção.
- Dente com uma relação coroa/raiz clínica extremamente desfavorável.[43]

TÉCNICA:

Em 1954, Nabers descreveu o "reposicionamento da gengiva aderida". Utilizou uma incisão de libertação vertical que é colocada mesialmente à área da bolsa mais profunda. Mais tarde, em 1957, introduziu a incisão em bisel invertido, a que chamou "incisão de reposicionamento", que inclui a incisão interna desde a margem gengival até à crista alveolar. Esta incisão, segundo ele, permitiria uma reflexão mais fácil do retalho e resultaria numa margem gengival mais fina. Nesse mesmo ano, Ariaudo e Tyrrell modificaram a técnica de Nabers e recomendaram duas incisões verticais de liberação em vez de apenas uma para facilitar a mobilização do retalho. Em 1962, Friedman publicou a técnica no seu artigo e cunhou o termo "retalho de reposicionamento apical". Atualmente, a palavra "reposicionar" é substituída pelo termo "posicionar", uma vez que reposicionar significa colocar o retalho de volta no local onde se encontrava anteriormente.[15]

De acordo com **Friedman (1962),** a técnica deve ser efectuada da seguinte forma

- É efectuada uma incisão em bisel invertido utilizando um bisturi com uma lâmina Bard-Parker (n.º 12B ou n.º 15). A distância da margem gengival vestibular/lingual a que a incisão deve ser efectuada depende da profundidade da bolsa, bem como da espessura e da largura da gengiva. Se, no pré-operatório, a gengiva for fina e apenas estiver presente uma zona estreita de tecido queratinizado, a incisão deve ser efectuada perto do dente. A incisão de biselamento deve ter um contorno recortado, para garantir uma cobertura interproximal máxima do osso alveolar quando o retalho for posteriormente reposicionado. As incisões de libertação verticais que se estendem até à mucosa alveolar são efectuadas em cada um dos pontos finais da incisão inversa, tornando assim possível o reposicionamento apical do retalho.

- Um retalho mucoperiosteal de espessura total, incluindo a gengiva bucal/lingual e a mucosa alveolar, é levantado por meio de um elevador mucoperiosteal. O retalho tem de ser elevado para além da linha mucogengival, de modo a poder reposicionar o tecido mole apicalmente. O colarinho marginal de tecido, incluindo o epitélio da bolsa e o tecido de granulação, é removido com curetas e as superfícies radiculares expostas são cuidadosamente raspadas e aplainadas.
- A crista óssea alveolar é recontornada com o objetivo de recapturar a forma normal do processo alveolar, mas a um nível mais apical. A cirurgia óssea é efectuada com brocas cirúrgicas e/ou cinzéis e limas para osso.
- Após um ajuste cuidadoso, o retalho vestibular/lingual é reposicionado ao nível da crista óssea alveolar recentemente recontornada e fixado nesta posição. A técnica incisional e excisional utilizada significa que nem sempre é possível obter uma cobertura adequada de tecido mole do osso alveolar interproximal desnudado. Por conseguinte, deve ser aplicado um penso periodontal para proteger o osso exposto e para reter o tecido mole ao nível da crista óssea. Após a cicatrização, é preservada uma zona "adequada" de gengiva e não deve haver bolsas residuais.[25]

VANTAGENS:

1. Elimina a bolsa periodontal.

2. Preserva a gengiva aderente e aumenta a sua largura.

3. Estabelece a morfologia gengival, facilitando uma boa higiene.

4. Assegura uma superfície radicular saudável necessária para a largura biológica da margem alveolar e para a coroa clínica alongada.[43]

DESVANTAGENS:

- Pode causar problemas estéticos devido à exposição da raiz.
- Pode causar perda de ligação devido a cirurgia.
- Pode causar hipersensibilidade.
- Pode aumentar o risco de cáries radiculares.
- Não é adequado para o tratamento de bolsas periodontais profundas.
- Possibilidade de exposição de furcações e raízes, o que complica o controlo pós-operatório da placa supragengival.[43]

Martins TM et al, em **2010**, apresentaram um caso clínico de retalho posicionado apicalmente com osteotomia para proporcionar a correção estética do sorriso e concluíram que a técnica do retalho posicionado apicalmente foi adequada, de forma a alongar as coroas clínicas, obtendo um sorriso harmónico para o paciente e a manutenção de uma largura satisfatória da gengiva aderida.[28]

Carnio J, Miller PD Jr. em **1999** apresentaram um estudo para descrever uma modificação na técnica do retalho reposicionado apicalmente. Ao contrário da técnica original, esta técnica preserva a gengiva marginal para evitar o risco de recessão e verificaram que a modificação do retalho reposicionado apicalmente é eficaz e eficiente para aumentar a altura da gengiva aderente. Este procedimento cirúrgico produz um trauma cirúrgico menor e não requer tecido doador palatino ou colocação de membrana. É mais simples, uma vez que consome menos tempo, não requer sutura e resulta numa correspondência de cor ideal do tecido.[7]

Carnio J, Camargo PM, Passanezi E., em **2007,** apresentaram um relatório sobre a eficácia do retalho reposicionado apicalmente modificado (RMA) no aumento da dimensão apico-coronal da gengiva aderida em múltiplos dentes adjacentes e concluíram que o retalho reposicionado apicalmente modificado (RMA) é uma técnica eficaz no aumento da dimensão apico-coronal do tecido queratinizado e da gengiva aderida. Tem vantagens sobre outras técnicas de cirurgia mucogengival: simplicidade, tempo de cadeira limitado para o paciente e para o operador, baixa morbilidade devido à ausência de tecido dador palatino e uma correspondência previsível da cor do tecido.[6]

PALAVRA PALATAL:

A abordagem cirúrgica da área palatina difere da abordagem de outras áreas devido ao carácter do tecido palatino e à anatomia da área. O tecido palatino é um tecido queratinizado e não tem nenhuma das propriedades elásticas associadas a outros tecidos gengivais. Por conseguinte, o tecido palatino não pode ser deslocado apicalmente, nem pode ser efectuado um retalho de espessura parcial (dividido).[32]

CARACTERÍSTICAS ANATÓMICAS DO TECIDO PALATINO:

Devido às características anatómicas do palato, os retalhos palatinos requerem desenhos diferentes. É desejável remover completamente as bolsas periodontais palatinas profundas e estabelecer um sulco gengival fisiológico pouco profundo pelas seguintes razões:

- O tecido palatino é uma mucosa mastigatória e imóvel; não tem fibras elásticas e possui tecidos conjuntivos frouxos. Por conseguinte, é impossível deslocar um retalho palatino apicalmente.
- O tecido palatino é um tecido espesso e queratinizado; por isso, é difícil uma adaptação exacta à superfície do dente e à margem óssea, e a morfologia gengival pós-operatória pode ser desfavorável. Pode ser criada uma cratera gengival, uma forma de prateleira espessa que dificulta a escovagem dos dentes. Estas bolsas periodontais tendem a recidivar no pós-operatório.
- A redução da bolsa periodontal numa parede gengival espessa no aspeto palatino é pouco frequente devido à retração gengival mínima conseguida pela terapia inicial, como a escovagem ou a destartarização.
- A inacessibilidade dos instrumentos de limpeza pode causar autocuidados inadequados.

Se a gengiva for espessa no retalho palatino, é efectuada uma incisão em bisel interno de espessura parcial, os retalhos são preparados com uma espessura fina e uniforme e o retalho é adaptado à superfície do dente e ao osso alveolar. É necessário obter uma forma que seja fácil de limpar no pós-operatório.[43]

CIRURGIA DE RETALHO PALATINO DE ESPESSURA PARCIAL:

A cirurgia de retalho palatino de espessura parcial foi desenvolvida por **Staffileno em 1969** e melhorada por **Corn et al em 1980**. É utilizada para a eliminação de bolsas periodontais onde existem tecidos palatinos espessos. Este procedimento é valioso porque pode ser utilizado em áreas com tecidos gengivais espessos. [46]

As vantagens incluem:

- A espessura da aba pode ser ajustada.
- O retalho palatino pode ser adaptado à posição correcta.
- É possível obter uma melhor morfologia gengival pós-operatória com um design de retalho fino.
- Os tratamentos podem ser combinados (ressecção óssea e procedimento em cunha).
- Cura rápida.
- Fácil manuseamento do tecido palatino.
- Danos mínimos no tecido palatino.[43]

As considerações para determinar a posição da incisão primária na cirurgia de retalho palatino são:

- Espessura do tecido palatino.
- Profundidade da bolsa periodontal.
- Grau de defeito ósseo.
- Necessidade de osteoplastia e comprimento da coroa clínica requerida.
- Métodos (ou técnicas) cirúrgicos aplicados.[42]

TÉCNICA:

- A incisão inicial pode ser uma incisão usual em bisel interno, seguida de incisões creviculares e interdentais. Se o tecido for espesso, pode ser efectuada uma incisão de gengivectomia horizontal, seguida de uma incisão em bisel interno que começa no bordo desta incisão e termina na superfície lateral do osso subjacente.
- A colocação da incisão em bisel interno deve ser efectuada de forma a que o retalho se adapte ao dente sem expor o osso.

- Antes de o retalho ser refletido para a posição final para raspagem e tratamento de lesões ósseas, a sua espessura deve ser verificada.
- Os retalhos devem ser finos para se adaptarem ao tecido ósseo subjacente e proporcionarem uma margem gengival fina e em forma de faca.
- Uma papila fina e afiada mal posicionada em torno das áreas interdentais na junção dente-osso é essencial para evitar a recorrência de bolsas de tecido mole.
- A porção apical da vieira deve ser mais estreita do que a área do ângulo de linha porque a raiz palatina afunila apicalmente. Uma vieira redonda resulta num retalho palatino que não se ajusta confortavelmente à volta da raiz. Este procedimento deve ser efectuado antes da reflexão completa do retalho palatino, uma vez que um retalho solto é difícil de agarrar e estabilizar para dissecção.
- O desbaste do retalho palatino é efectuado segurando a porção interna do retalho com uma pinça hemostática de mosquito e dissecando-a com uma lâmina de bisturi #15 afiada. Deve ter-se cuidado para não perfurar ou desbastar demasiado o retalho.
- O bordo do retalho deve ser mais fino do que a base; por conseguinte, a lâmina deve ser inclinada em direção à superfície lateral do osso palatino.
- O tecido conjuntivo interno dissecado é removido com uma pinça hemostática.
- O retalho é reaproximado e suturado.

O objetivo do retalho palatino deve ser considerado antes de a incisão ser efectuada. Se a intenção da cirurgia for o desbridamento, a incisão em bisel interno é planeada de modo a que o retalho se adapte à junção raiz-osso quando suturado. Se for necessária uma ressecção óssea, a incisão deve ser planeada para compensar o nível inferior do osso quando o retalho é fechado. A sondagem e a auscultação do nível ósseo e a profundidade da bolsa intra-óssea devem ser utilizadas para determinar a posição da incisão.[32]

RETALHOS PARA INDUZIR A REINSERÇÃO E A REGENERAÇÃO

PROCEDIMENTO DE CUNHA DISTAL:

O tratamento das bolsas periodontais na superfície distal dos molares terminais é muitas vezes complicado pela presença de tecido bulboso sobre as almofadas retromolares maxilares ou proeminentes na mandíbula. Defeitos verticais profundos também estão frequentemente presentes em conjunto com o tecido fibroso redundante. Algumas destas lesões ósseas podem resultar de uma reparação incompleta após a extração de terceiros molares impactados.

A incisão de gengivectomia é a abordagem mais direta no tratamento de bolsas distais com gengiva adequada e sem lesões ósseas. No entanto, a abordagem com retalho é menos traumática no pós-operatório, porque produz uma ferida de encerramento primária em vez da ferida secundária aberta deixada por uma incisão de gengivectomia. Além disso, resulta em gengiva aderida, bem como fornece acesso para exame e, se necessário, correção dos defeitos ósseos. Os procedimentos para este fim foram descritos por **Robinson, 1966 e Braden, 1969** e modificados por vários investigadores.[32]

OBJECTIVOS DO PROCEDIMENTO DE CUNHA DISTAL:

1. Para eliminar as bolsas periodontais.
2. Manter e preservar a gengiva aderente.

3. Tornar a área acessível à instrumentação.
4. Alongar a coroa clínica.
5. Criar uma forma gengivo-alveolar facilmente lavável.[43]

O procedimento permite a remoção de tecido gengival espesso na zona edêntula adjacente ao pilar. Se existir um defeito ósseo, também corrige a morfologia do osso, aplanando-o, e o defeito intraósseo pode ser eliminado. A bolsa periodontal é eliminada e é criado um sulco gengival pouco profundo, favorável à manutenção pós-operatória. Para um encerramento primário, um retalho fino oferece a melhor adaptação ao dente e ao osso. Isto não só assegura a eliminação da bolsa periodontal, como também alivia a dor e reduz o período de cicatrização.[43]

FACTORES QUE DETERMINAM A CONCEPÇÃO DO RETALHO DE UM PROCEDIMENTO EM CUNHA:

1. Tamanho e forma
2. Espessura dos tecidos moles
3. Dificuldade de acesso
4. Faixa de gengiva aderente do dente pilar
5. Profundidade da bolsa periodontal e grau de defeito ósseo no lado edêntulo do pilar
6. Comprimento da coroa clínica necessária como pilar para tratamento de restauração/prótese.[43]

TÉCNICA:

- As incisões vestibular e lingual são feitas numa direção vertical através da tuberosidade ou da almofada retromolar para formar uma cunha triangular. As incisões faciais e linguais devem ser prolongadas na direção mesial ao longo das superfícies vestibular e lingual do molar distal para facilitar a elevação do retalho.

- As paredes facial e lingual da tuberosidade ou da almofada retromolar são reflectidas e a cunha de tecido incisada é dissecada e separada do osso.
- As paredes dos retalhos faciais e linguais são então reduzidas em espessura através de incisões de descolamento. Removem-se as placas de tecido soltas e as superfícies radiculares são raspadas e aplainadas. Se necessário, o osso é re-contornado.
- Os retalhos vestibular e lingual são recolocados sobre o osso alveolar exposto, e os bordos são aparados para evitar a sobreposição das margens da ferida. Os retalhos são fixados nesta posição com suturas interrompidas. As suturas são removidas após aproximadamente 1 semana.[26]

MODIFICAÇÕES NO DESENHO DO RETALHO PARA O PROCEDIMENTO EM CUNHA:

São utilizados quatro designs de retalho no procedimento em cunha: quadrado, linear, triangular e pedicular. O desenho do retalho é determinado pelo tamanho da crista edêntula, da tuberosidade maxilar e do triângulo retromolar, e pela espessura do tecido mole.[43]

SELECÇÃO DA INCISÃO NO PROCEDIMENTO DE CUNHA:[43]

		Square incision	Linear incision	Triangular incision	Pedicle incision
Band of attached gingiva	Narrow		○		○
Size of wedge	Big	○			○
	Small			○	
Thickness of soft tissue	Thick	○			○
	Thin		○		
Periodontal pocket in edentulous side	Deep	○		○	○
	Shallow				
Access to osseous defect	Difficult	○			○
	Easy		○	○	
Wound closure	Reliable	○	○		○
Regenerative procedure			○		○

INDICAÇÕES PARA A INCISÃO QUADRADA:

1. Crista edêntula longa e larga, tuberosidade maxilar e triângulo retromolar.
2. Muito tecido a ser removido na área da cunha.
3. Faixa suficiente de gengiva aderente.
4. Bolsas periodontais profundas e defeitos ósseos nos aspectos mesial e distal do pilar.

É efectuada uma incisão quadrada com duas incisões paralelas em bisel interno e uma incisão vertical. A incisão vertical é uma incisão de libertação para ajudar o retalho a adaptar-se mais perto da fonte. A quantidade de tecido em cunha a remover (a distância entre as duas incisões internas em bisel) é determinada por uma série de factores.[43]

FACTORES QUE DETERMINAM A QUANTIDADE DE TECIDO EM CUNHA REMOVIDO:

1. Espessura dos tecidos moles
2. Profundidade da bolsa periodontal e do defeito ósseo
3. Quantidade de osso a remover (se necessário, por osteoplastia ou ostectomia)
4. Comprimento da coroa clínica necessário para o pilar
5. Forma pôntica[43]

INCISÃO PEDICULAR:

A incisão pedicular é uma técnica difícil, mas tem muitas vantagens.

VANTAGENS:

1. Rápida cicatrização pós-operatória.
2. Menor desconforto pós-operatório.
3. Cobertura completa do defeito ósseo da área da cunha.
4. Acesso fiável à furca e à área do defeito ósseo.
5. Preparação suave do rebordo alveolar, facilitando a adaptação do pôntico.
6. Sem perda de ligação.[43]

INDICAÇÕES:

1. Faixa estreita de gengiva aderida.
2. Tecido mole espesso.
3. Deve ser colhido um pedaço de osso como local dador para o enxerto ósseo.
4. Defeito ósseo próximo do seio maxilar.

5. Procedimento regenerativo (enxerto ósseo, GTR) indicado devido a defeito intraósseo profundo.[43]

O PROCEDIMENTO DE CUNHA NA CRISTA EDÊNTULA:

Para manter um tecido periodontal saudável na arcada edêntula, é importante ter em consideração a forma da crista edêntula adjacente ao dente pilar. O procedimento de cunha é um método utilizado para eliminar bolsas periodontais em áreas edêntulas. Também é utilizado para recontornar os tecidos periodontais que se formam no dente pilar adjacente à tuberosidade maxilar ou ao triângulo retromolar. Um espaço edêntulo adjacente a um dente pilar tende a formar bolsas periodontais profundas com doença periodontal recorrente após a terapia periodontal.[43]

PROBLEMAS DE UM ESPAÇO EDÊNTULO ADJACENTE A UM PILAR:

1. Controlo da placa difícil.
2. Os efeitos da terapia inicial podem não ser óptimos devido à acessibilidade limitada dos instrumentos durante a destartarização e o alisamento radicular.
3. A tuberosidade maxilar e o triângulo retromolar estão cobertos por gengiva espessa e tendem a formar bolsas periodontais profundas. Por conseguinte, é frequentemente observado um envolvimento avançado da furca.
4. O pilar adjacente ao espaço edêntulo é um dente chave para a oclusão e suporta o stress em função. Por conseguinte, corre um risco elevado de avançar para uma doença periodontal grave.

Por conseguinte, para manter um bom ambiente periodontal à volta do pilar adjacente à crista edêntula, recomenda-se a eliminação da bolsa periodontal utilizando o procedimento de cunha. [43]

TÉCNICA DE PRESERVAÇÃO DA PAPILA:

Com o objetivo de preservar os tecidos moles interdentários para uma cobertura máxima dos tecidos moles após uma intervenção cirúrgica que envolva o tratamento de defeitos ósseos proximais, **Takei et al. (1985)** propuseram uma abordagem cirúrgica denominada técnica de preservação da papila. Mais tarde, **Cortellini et al. (1995, 1999)** descreveram modificações no desenho do retalho para ser usado em combinação com procedimentos regenerativos. Por razões estéticas, a técnica de preservação da papila é frequentemente utilizada no tratamento cirúrgico de regiões dentárias anteriores.[26]

OBJECTIVO:

Preservar o tecido mole interdentário para uma cobertura máxima do tecido mole após uma intervenção cirúrgica que envolva o tratamento de defeitos ósseos proximais.[26]

INDICAÇÕES:

- No tratamento cirúrgico dos dentes anteriores. [26]

TÉCNICA (Takei 1985):

- A incisão intrassulcular é efectuada na face e nos aspectos proximais dos dentes sem fazer incisões através da papila interdentária.
- Posteriormente, é efectuada uma incisão intrasulcular ao longo do aspeto lingual/palatino dos dentes.

- É efectuada uma incisão semilunar em cada área interdentária.
- A incisão semilunar mergulha apicalmente a pelo menos 5 mm dos ângulos de linha dos dentes. Isto permitirá que o tecido interdentário seja dissecado do aspeto lingual/palatino para que possa ser elevado intacto com o retalho facial.
- A incisão semilunar também pode ser colocada no lado facial da área interdentária nos casos em que um defeito ósseo tem uma grande extensão para a área lingual/palatina.
- Utiliza-se uma cureta ou uma faca interproximal para libertar cuidadosamente as papilas interdentárias do tecido duro subjacente. O tecido interdentário destacado é empurrado através do orifício com um instrumento rombo.
- Um retalho de espessura total é refletido com um elevador periosteal em ambas as superfícies facial e lingual.
- As superfícies radiculares expostas são cuidadosamente raspadas, aplainadas e os defeitos ósseos são cuidadosamente curetados.
- As margens do retalho e o tecido interdentário são raspados para remover o epitélio da bolsa e o tecido de granulação excessivo.
- Nas regiões anteriores, o corte do tecido de granulação deve ser limitado, de modo a manter a espessura máxima do tecido.
- Os retalhos são reposicionados e suturados com sutura cruzada.
- Em alternativa, pode ser feita uma sutura direta das incisões semilunares como único meio de encerramento do retalho.
- Pode ser colocado um penso cirúrgico para proteger a área cirúrgica.
- Os pensos e as suturas são retirados após 1 semana.[26]

Linares A et al, em **2006**, descobriram que a cirurgia periodontal regenerativa com um mineral ósseo bovino desproteinizado e uma membrana de colagénio oferecia benefícios adicionais em termos de resolução radiográfica do defeito intraósseo e previsibilidade de resultados em relação aos retalhos de preservação da papila isoladamente.[22]

Miliauskaite A et al, em **2008**, verificaram que o tratamento de defeitos periodontais intra-ósseos com a técnica de preservação da papila e a proteína da matriz do esmalte resultou numa redução clínica e estatística significativa da DP e no aumento da CAL.[30]

TÉCNICA DE PRESERVAÇÃO DA PAPILA MODIFICADA:

Para superar a desvantagem da técnica de preservação da papila desenvolvida por Takei, **Cortellini et al.** desenvolveram uma modificação da técnica acima mencionada em **1995**.[11]

INDICAÇÕES:

- Para diferentes abordagens regenerativas que envolvem o espaço interdentário.[11]

CONTRA-INDICAÇÕES:

- Quando o reposicionamento coronal do retalho bucal tem um mau prognóstico (profundidade vestibular inadequada).[11]

TÉCNICA:

- Foi realizada uma incisão primária vestibular e interproximal intrasulcular na crista alveolar, envolvendo os dois dentes vizinhos ao defeito.
- Uma incisão horizontal com um ligeiro bisel interno é então traçada na gengiva vestibular do espaço interdentário na base da papila.
- Esta incisão está ligada à incisão primária na porção mais apical da margem gengival vestibular dos dentes vizinhos.
- Um retalho bucal de espessura total é elevado ao nível da crista alveolar bucal.
- A incisão primária vestibular e interproximal é depois continuada intrasulcularmente no espaço interproximal até atingir o ângulo da linha palatina e é prolongada até ao aspeto palatino.
- É efectuada uma incisão horizontal vestibular no tecido conjuntivo supracrestal interproximal, imediatamente coronal à crista óssea, para dissecar a papila.
- A papila é elevada em direção à face palatina.
- Após a extensão da incisão palatina, um retalho palatino de espessura total, incluindo a papila interdentária, é subsequentemente elevado para expor totalmente o defeito interproximal.
- Posteriormente, a espessura do tecido da papila é exposta.
- O defeito é totalmente desbridado e é efectuada a destartarização e o alisamento radicular.
- Para permitir o posicionamento coronal do retalho vestibular na ausência de tensão, são colocadas incisões de libertação verticais que se estendem para a mucosa alveolar nos espaços interproximais mesial e distal aos dentes vizinhos do defeito.

- As incisões são divergentes na direção corono-apical e preservam o tecido interdentário.
- O retalho bucal é então libertado com uma incisão de espessura dividida.
- Uma membrana interproximal de teflon reforçada com titânio é adaptada e posicionada supracrestalmente o mais próximo possível da JCE.
- A porção oclusiva da membrana estende-se pelo menos 3 mm para além da margem do defeito.
- A membrana é fixada firmemente aos dentes vizinhos com suturas de teflon.

Os retalhos são suturados para obter o posicionamento coronal do retalho bucal e o fecho primário do espaço interdentário sobre a membrana das seguintes formas:

a) É colocada uma sutura horizontal interna de colchão entre a base da papila palatina e o retalho bucal imediatamente coronal à junção mucogengival. Como a sutura é ancorada no tecido palatino espesso, o retalho bucal é deslocado coronalmente.
b) Uma sutura vertical interna em colchão é subsequentemente colocada entre o aspeto vestibular da papila interproximal (ou seja, a porção mais coronal do retalho palatino que inclui a papila interdental) e a porção mais coronal do retalho vestibular. Quando a sutura é atada, o fecho primário do retalho bucal posicionado coronalmente com a papila preservada é conseguido na área interproximal. O posicionamento coronal do tecido interdentário é obtido sobre a membrana.
c) As incisões verticais de libertação são suturadas com uma sutura apico-coronal padrão para libertar a tensão do tecido interproximal.

d) As suturas interproximais são colocadas para fechar a extensão mesial e distal do retalho.

e) Não é colocado qualquer penso cirúrgico.[11]

VANTAGENS:

- Permitiu a cobertura completa da membrana de Teflon.
- Fecho primário dos retalhos mucoperiostais no espaço interdentário em 93% dos casos.
- O tecido interdentário cobre a membrana até à sua remoção durante 6 semanas.[11]

DESVANTAGENS:

- Técnica sensível
- Nos molares com espaço interproximal presente, a aplicação da técnica cirúrgica desejada não resultou no fechamento primário desejado.
- O tecido mole interdentário estreito é mais suscetível de sofrer uma necrose.[11]

RETALHO SIMPLIFICADO DE PRESERVAÇÃO DA PAPILA:

Para ultrapassar alguns dos problemas técnicos encontrados com o MPPT, foi posteriormente desenvolvida uma abordagem diferente, ou seja, o retalho de preservação da papila simplificado (SPPF) (**Cortellini et al. 1999**).[27]

TÉCNICA:

- Esta abordagem diferente e simplificada da papila interdentária inclui uma primeira incisão através da papila associada ao defeito, começando na margem gengival no ângulo da linha vestibular do dente envolvido até atingir a porção interdentária média da papila sob o ponto de contacto do dente adjacente.

- Esta incisão oblíqua é efectuada mantendo a lâmina paralela ao longo eixo dos dentes, de modo a evitar um adelgaçamento excessivo dos restantes tecidos interdentários.
- A primeira incisão interdentária oblíqua é continuada intrasulcularmente na face vestibular dos dentes vizinhos ao defeito.
- Após a elevação de um retalho bucal de espessura total, os tecidos remanescentes da papila são cuidadosamente dissecados dos dentes vizinhos e da crista óssea subjacente.
- Os tecidos papilares interdentários no local do defeito são suavemente elevados juntamente com o retalho lingual/palatino para expor completamente o defeito interdentário.
- Após o desbridamento do defeito e o alisamento radicular, são efectuadas incisões de libertação vertical e/ou incisões periosteais, quando necessário, para melhorar a mobilidade do retalho bucal.
- Após a aplicação de uma membrana protetora, o fechamento primário dos tecidos interdentais acima da membrana é tentado na ausência de tensão, com a ajuda de suturas.[27]

Cortellini P et al, em **2001,** efectuaram um estudo para comparar a eficácia do retalho simplificado de preservação da papila com ou sem uma membrana de barreira em defeitos intra-ósseos profundos e confirmaram os benefícios adicionais da regeneração tecidular guiada em comparação com o retalho de acesso isolado.[13]

<u>TÉCNICA CIRÚRGICA MINIMAMENTE INVASIVA (MIST):</u>

Para proporcionar uma estabilidade ainda maior da ferida e para limitar ainda mais a morbilidade do paciente, pode ser utilizado um retalho de preservação da papila no contexto de uma técnica cirúrgica minimamente invasiva, assistida por ampliação de alta potência (**Cortellini & Tonetti 2007**). Esta abordagem minimamente invasiva é particularmente adequada para o tratamento em conjunto com agentes biologicamente activos, tais como derivados da matriz do esmalte ou factores de crescimento.[27]

TÉCNICA:

A papila interdentária associada ao defeito foi acedida com o SPPF (Cortellini et al. 1999) ou com o MPPT (Cortellini et al. 1995).

- O SPPF foi efectuado sempre que a largura do espaço interdentário era igual ou inferior a 2 mm, enquanto o MPPT foi aplicado em locais interdentários com largura superior a 2 mm.
- A incisão interdental (SPPF ou MPPT) foi estendida para as faces vestibular e lingual dos dois dentes adjacentes ao defeito. Estas incisões foram estritamente intra-sulculares para preservar toda a altura e largura da gengiva, e a sua extensão mesio-distal foi mantida a um mínimo para permitir a elevação corono-apical de um retalho de espessura total muito pequeno com o objetivo de expor apenas 1-2mm da crista óssea residual associada ao defeito.
- Sempre que possível, apenas a papila associada ao defeito foi acedida e foram evitadas incisões de libertação verticais.
- A extensão mesio-distal mais curta da incisão e a reflexão mínima do retalho ocorreram quando o defeito intraósseo era um defeito puro de três paredes, ou tinha subcomponentes rasos de duas e/ou uma parede alocados inteiramente na área interproximal. Nestes casos, a incisão mesio-distal envolveu apenas a papila associada ao

defeito e parte das faces vestibulares e linguais dos dois dentes vizinhos ao defeito.

- O retalho de espessura total foi elevado minimamente, apenas para expor a crista óssea vestibular e lingual que delimita o defeito na área interdental. Foi necessária uma elevação corono-apical maior do retalho de espessura total quando a porção coronal do defeito intraósseo tinha um componente profundo de duas paredes.
- A extensão corono-apical do retalho foi mantida a um mínimo no aspeto em que a parede óssea estava preservada (vestibular ou lingual), e estendida mais apicalmente no local em que a parede óssea estava ausente (lingual ou vestibular), com o objetivo de alcançar e expor 1-2 mm da crista óssea residual.
- Quando um defeito profundo de uma parede foi abordado, o retalho de espessura total foi elevado na mesma extensão, tanto na face vestibular como na face lingual.
- Quando a posição da parede óssea residual bucal/lingual era muito profunda e difícil ou impossível de alcançar com a incisão mínima acima descrita do espaço interdentário associado ao defeito, o retalho era prolongado mesialmente ou distalmente, envolvendo um espaço interdentário adicional para obter uma reflexão maior do retalho.
- A mesma abordagem foi utilizada quando o defeito ósseo se estendia também para a face vestibular ou palatina do dente envolvido, ou quando envolvia os dois espaços interproximais do mesmo dente.
- Neste último caso, uma segunda papila interproximal foi acedida, quer com um SPPF ou um MPPT, de acordo com as indicações. As

incisões de libertação vertical foram realizadas quando a reflexão do retalho causou tensão nas extremidades do retalho.

- As incisões de libertação vertical foram sempre mantidas muito curtas e dentro da gengiva aderente (nunca envolvendo a junção mucogengival).
- O objetivo geral desta abordagem era evitar o uso de incisões verticais sempre que possível ou reduzir ao mínimo o seu número e extensão quando houvesse uma indicação clara para elas. Nunca foram efectuadas incisões periosteais.[27]

Cortellini P, Tonetti MS, em **2009,** descrevem uma abordagem cirúrgica modificada da técnica cirúrgica minimamente invasiva (técnica cirúrgica minimamente invasiva modificada, M-MIST) e avaliam preliminarmente a sua aplicabilidade e desempenho clínico no tratamento de defeitos intra-ósseos profundos isolados em combinação com amelogeninas e concluíram que a M-MIST associada à EMD resultou em melhores resultados clínicos com nenhuma ou mínima morbilidade do doente.[12]

RETALHOS PARA PROCEDIMENTOS DE RECOBRIMENTO RADICULAR:

Os procedimentos cirúrgicos utilizados no tratamento de defeitos de recessão podem ser basicamente classificados como

(1) Procedimentos de enxerto de tecidos moles do pedículo e

(2) Procedimentos de enxerto livre de tecidos moles.

Os procedimentos de enxerto de tecidos moles pediculares são classificados de acordo com a direção da migração do retalho

1. Retalhos rotacionais - Retalhos rodados ou deslocados lateralmente.

- Retalho posicionado lateralmente.

- Retalho transposicional.
- Aba de papila dupla.

2. Retalhos avançados - Retalhos colocados sem rotação ou migração lateral.

- Retalho posicionado coronalmente.
- Retalho semilunar posicionado coronalmente.[24]

PROCEDIMENTOS DE RETALHO ROTACIONAL:

ABA DE DESLIZAMENTO LATERAL:

A utilização de um retalho reposicionado lateralmente para cobrir áreas com recessão localizada foi introduzida por **Grupe & Warren (1956). Envolveu** a reflexão de um retalho de espessura total numa área doadora adjacente ao defeito e o subsequente deslocamento lateral deste retalho para cobrir a superfície radicular exposta.

INDICAÇÕES:

1. Largura, comprimento e espessura suficientes do tecido queratinizado adjacente à área de recessão gengival.
2. Cobertura das raízes expostas limitada a um ou dois dentes.
3. Cobertura radicular em áreas de recessão gengival com dimensões mesio-distais estreitas.[44]

CONTRA-INDICAÇÕES :

1. Largura e espessura insuficientes de tecido queratinizado na zona dadora adjacente.
2. Osso extremamente fino na zona doadora ou no defeito ósseo, como deiscência ou fenestração.
3. Área de recessão gengival extremamente protrusiva.

4. Bolsa periodontal profunda e perda notável de osso alveolar interdentário na área adjacente.
5. Vestíbulo oral estreito.
6. Vários dentes envolvidos.

As desvantagens deste método são a possível perda óssea e a recessão gengival na zona doadora. Guinard e Caffesse relataram uma média de 1 mm de recessão gengival pós-operatória no local doador adjacente. Este método está, portanto, contraindicado quando a largura, altura e espessura da gengiva queratinizada adjacente do tecido dador é inadequada ou quando existe uma deiscência óssea ou fenestração.[44]

TÉCNICA:

- O primeiro passo nesta técnica consiste em determinar o nível ósseo na face da zona dadora, sondando o osso após anestesia local. A distância entre o osso e a junção cementária não deve exceder 1 a 2 mm na face, a menos que a exposição da raiz do dente dador seja aceitável. Esta desvantagem do retalho posicionado lateralmente pode ser superada deixando um colar de tecido. O dente recetor também deve ser avaliado para confirmar a localização do osso proximal e facial. A raiz recetora deve ser alisada para eliminar todos os depósitos de tecido duro e mole e quaisquer defeitos radiculares presentes. Se for necessário efetuar um tratamento químico da raiz, este deve ser feito nesta altura.
- O próximo passo é visualizar as incisões e até mesmo esboçar um desenho do procedimento antes de quaisquer incisões serem efectuadas. As incisões paralelas serão efectuadas num ângulo oblíquo em relação ao dente recetor, para posicionar a base da rotação o mais próximo possível do dente recetor. A primeira incisão é feita começando na papila na borda anterior do enxerto

pedicular entre os dentes doador e recetor na altura da JCE, continuando paralelamente ao sulco do dente recetor e terminando no lado oposto do dente recetor em um ponto apical à papila oposta. A incisão termina muito para além da junção mucogengival.

- A segunda incisão começa na papila entre o dente recetor e o dente do lado não dador e estende-se apenas 1 a 2 mm horizontalmente na altura proposta para o enxerto.
- A incisão muda então de direção e estende-se apicalmente para se juntar à primeira incisão anterior, muito para além da junção mucogengival.
- Uma dissecção fina de espessura dividida para remover o epitélio sulcular do dente recetor e a camada epitelial sobrejacente entre as duas primeiras incisões expõe o leito recetor para o retalho do dador.
- A terceira incisão é feita a partir do ângulo da linha do dente adjacente à zona dadora e paralela à primeira incisão.
- Uma quarta incisão estende-se perpendicularmente e liga a primeira e a terceira incisões, deixando idealmente 0,5 mm de gengiva anexa (profundidade do sulco + 0,5 mm de gengiva queratinizada) sobre o dente dador, o que normalmente significa que restam 1,5 a 2 mm de gengiva queratinizada.
- Se não houver gengiva suficiente para satisfazer estes critérios, todo o colo gengival pode ser deslocado com o pedículo.
- A quarta incisão pode ser feita no sulco gengival, mas o dente dador pode acabar por ter uma recessão de 1 a 2 mm, dependendo dos níveis ósseos subjacentes.

- A reflexão do retalho é dividida em duas partes sobre as papilas e sobre a face do dente dador se a espessura for adequada (1 mm no mínimo).
- Normalmente, é necessário um retalho de espessura total sobre a superfície facial do dente dador para assegurar a espessura adequada do tecido dador. A presença de tecido dador fino é uma contraindicação para esta técnica porque não resistirá à escovagem traumática, que é frequentemente a causa original da recessão. Uma atenção cuidadosa à espessura do tecido dador e à causa da recessão ajudará a escolher a técnica adequada.
- O tecido é agora rodado para um ajuste experimental ao local doador.
- Quanto mais próxima a base do pedículo estiver do dente recetor, menor será o arco de rotação e menor será o encurtamento do retalho.
- Se a base do retalho estiver sobre o dente dador em vez de sobre o dente recetor, a rotação do retalho provocará o encurtamento do bordo de ataque do retalho, o que causará um tecido inadequado no bordo de ataque do retalho na região papilar. Se isto ocorrer, foi utilizado um retalho de espessura total em vez de um retalho de espessura parcial, pode ser efectuada uma incisão de libertação periosteal para permitir uma maior mobilidade do retalho.

- Quando o retalho se encontra passivamente na posição desejada, são efectuadas suturas.[38]

MODIFICAÇÕES:

- Foram desenvolvidos muitos métodos modificados de **Grupe e Warren** para evitar a recessão gengival na zona doadora.

- **Staffileno, em 1964,** defendeu a utilização de um retalho de espessura parcial para evitar a recessão no local doador. Grupe relatou uma técnica modificada para preservar a gengiva marginal, fazendo uma incisão submarginal no local doador. No entanto, os retalhos de espessura total posicionados lateralmente têm o melhor prognóstico para a cobertura da superfície radicular exposta.
- **Pfeifer e Heller, em 1971,** relataram que a reinserção na superfície radicular exposta é mais provável de ocorrer com retalhos de espessura total posicionados lateralmente do que com retalhos de espessura parcial. Portanto, os retalhos de espessura total são apropriados para o recobrimento radicular, e os retalhos de espessura parcial posicionados lateralmente são adequados para aumentar a largura da gengiva aderida.
- **Ruben et al, em 1976,** demonstraram o método do retalho pedicular de espessura parcial e total; um retalho de espessura total é preparado para cobrir a raiz exposta e um retalho de espessura parcial é preparado perto do local doador para proteger o local da raiz exposta e para evitar a perda óssea através da preservação do periósteo.
- **Knowles e Ramfjord**, em **1971,** utilizaram um enxerto gengival autógeno livre para cobrir o local doador.
- **Espinel e Caffesse, em 1981,** compararam esses dois procedimentos (enxerto autógeno gengival livre e retalhos posicionados lateralmente com enxertos gengivais autógenos livres) e encontraram recessão gengival mínima no local doador com o enxerto gengival autógeno livre. Verificaram que, se o enxerto gengival autógeno livre fosse utilizado, não havia redução da largura da gengiva queratinizada no local doador. Se, no entanto, o enxerto autógeno gengival livre não foi utilizado, mais de 1 mm de

tecido queratinizado no local doador foi perdido. Por isso, os retalhos posicionados lateralmente com enxertos gengivais autógenos livres na área doadora são os métodos clínicos mais preferidos atualmente. Estudos sobre o recobrimento radicular clínico pelo retalho posicionado lateralmente relatam uma taxa de sucesso de cerca de 70%.[43]

- Outras modificações do procedimento apresentado são o retalho de papila dupla (Cohen e Ross 1968), o retalho rotacional oblíquo (Pennel et al. 1965), o retalho de rotação (Patur 1977) e o retalho transposicional (Bahat et al. 1990).[23]

Santana RB et al, em **2010**, efectuaram um estudo para comparar a eficácia das técnicas de retalho posicionado lateralmente (LPF) e retalho avançado coronalmente (CAF) de fase única no tratamento de defeitos localizados de recessão gengival maxilar (GR) e concluíram que o CAF no tratamento da GR maxilar Classe I de Miller é clinicamente semelhante ao LPF com ganhos mais limitados na largura do tecido queratinizado (WKT).[41]

RETALHOS TRANSPOSICIONAIS:

Bahat et al., em 1990, modificaram o retalho oblíquo rodado introduzido por **Pennel et al. em 1965.** Este retalho é designado por retalho transposicional.

VANTAGENS:

1. Previsibilidade em zonas de exposição radicular estreita.

2. É possível evitar a recessão gengival na zona doadora.

DESVANTAGENS:

1. É necessário um comprimento e uma largura suficientes da papila interdentária adjacente à área de recessão gengival.
2. Não é adequado para o recobrimento de raízes de vários dentes.[44]

ABAS DE PAPILA DUPLA:

Cohen e Ross, em 1968, introduziram o método no qual a papila interdental bilateral é usada como tecido doador para cobertura radicular localizada. Nessa técnica, há menos chance de necrose do retalho e a sutura é fácil, pois a papila interdental é mais espessa e larga que a gengiva labial na superfície da raiz. Portanto, os retalhos de papila dupla são úteis nos casos em que não há gengiva em locais adjacentes a áreas de recessão gengival ou onde há bolsas periodontais nas superfícies vestibulares do dente adjacente. A cirurgia de retalho posicionado lateralmente não é indicada nesses casos.[44]

INDICAÇÃO:

1. Largura e comprimento suficientes da papila interdentária em ambos os lados da área de recessão gengival.[44]

TÉCNICA:

- A primeira incisão remove o epitélio sulcular adjacente ***à*** raiz exposta e estende-se até à junção mucogengival, que se encontra no ápice da incisão.
- A segunda incisão é repetida no lado oposto da raiz exposta.

- A terceira incisão começa ao nível da altura desejada do tecido mole, normalmente na JCE, e estende-se horizontalmente de cada lado do dente, parando a não menos de 0,5 mm da margem gengival do dente adjacente para evitar criar recessão gengival nos dentes adjacentes.
- A quarta e a quinta incisões são incisões verticais que se estendem a partir da terminação das incisões horizontais e se estendem até à mucosa alveolar. Os retalhos pediculares de espessura parcial são reflectidos para mobilizar os pedículos papilares.
- Os retalhos pediculares são posicionados de forma a garantir que se tocam e permanecem passivamente em posição e, em seguida, os dois pedículos são suturados com fio de sutura crómico 5-0 ou 6-0.[38]

VANTAGENS:

- A quantidade de tecido dador é pequena porque a papila interdentária adjacente à área de recessão gengival está deslocada. Por conseguinte, o procedimento pode ser efectuado com menos tensão no retalho pediculado.
- Embora o osso interdentário seja exposto se for utilizado um retalho pediculado de espessura total, incluindo a papila interdentária, há poucos danos no osso alveolar porque o osso alveolar interdentário é espesso.[50]

DESVANTAGENS:

- Tecnicamente exigente.

- Aplicação limitada. A técnica é geralmente utilizada para o enxerto de papilas interdentais múltiplas e não para o recobrimento de raízes. O objetivo é aumentar a largura da gengiva anexada.[50]
- É utilizada principalmente para o recobrimento de raízes de um único dente e é difícil tratar eficazmente vários dentes adjacentes com esta técnica.
- A cicatrização da gengiva queratinizada pode ser irregular e pode ser necessária uma gengivoplastia do tecido irregular.[38]

ABAS AVANÇADAS:

Como a mucosa de revestimento é elástica, um retalho de mucosa levantado para além da junção mucogengival pode ser esticado na direção coronal para cobrir as superfícies radiculares expostas, de acordo com Harvey 1965; Sumner 1969; Brustein 1979; Allen & Miller 1989; Wennström & Zucchelli 1996; De Sanctis & Zucchelli 2007. Os retalhos avançados movem-se verticalmente numa direção coronal e não se desviam lateralmente. Estes retalhos são utilizados para cobrir superfícies radiculares expostas e, quando não existem dentes, este tipo de retalho é utilizado para cirurgia reconstrutiva, como o aumento do rebordo. [38]

RETALHO POSICIONADO CORONALMENTE:

O caso ideal para um retalho posicionado coronalmente tem uma espessura e largura adequadas da gengiva no bordo de ataque do retalho a ser avançado. Este pode ser tecido nativo ou pode ser o resultado de um procedimento anterior utilizado para aumentar a espessura do tecido para, pelo menos, 1 mm. A gengiva queratinizada tem de ser suficientemente larga para fixar uma sutura e manter um retalho gengival estável e seguro durante o processo de cicatrização. Os anexos do frénulo podem limitar a quantidade de posicionamento coronal e, muitas vezes, têm de ser eliminados antes de se poder tentar um retalho posicionado coronalmente. Deve haver qualidade e altura adequadas de tecido adjacente ao local recetor para ancorar a sutura à altura desejada.[38]

TÉCNICA:

- O procedimento do retalho avançado coronalmente é iniciado com a colocação de duas incisões verticais de libertação divergentes apicalmente, que se estendem de um ponto coronal à JCE no eixo da linha mesial e distal do dente e apicalmente na mucosa de revestimento.
- Um retalho de espessura parcial é preparado por dissecção afiada mesial e distal à recessão e ligado a uma incisão intra-crevicular. Apicalmente à margem de tecido mole recuado no aspeto facial do dente, um retalho de espessura total é elevado para manter a espessura máxima do retalho de tecido a ser usado para cobertura da raiz.
- Aproximadamente 3 mm apicalmente à deiscência óssea, é feita uma incisão horizontal através do periósteo, seguida de uma dissecção romba na mucosa de revestimento vestibular para libertar a tensão muscular. A dissecção romba é estendida bucal e lateralmente de tal forma que o enxerto mucoso fica livre de tensão quando posicionado coronalmente ao nível da JCE. A porção facial das papilas interdentais é desepitelizada para permitir a colocação final da margem do retalho no sentido coronal à JCE.
- O retalho de tecido é avançado coronalmente, ajustado para uma adaptação óptima ao leito recetor preparado e fixado ao nível da JCE, suturando o retalho ao leito de tecido conjuntivo nas regiões papilares.

São colocadas suturas laterais adicionais para fechar cuidadosamente a ferida ao longo das incisões de libertação. [23]

Baldi C et al, em **1999,** efectuaram um estudo para determinar se a espessura do retalho pode influenciar o recobrimento radicular quando a recessão gengival associada à escovagem dentária traumática foi tratada com um retalho avançado coronalmente e concluíram que a espessura do retalho ≥0,8 mm estava associada ao recobrimento radicular completo e a espessura do retalho ≤ 0,8 mm estava associada ao recobrimento radicular parcial, 0,8 mm pode ser considerada como a espessura crítica do retalho acima da qual o resultado clínico esperado é o recobrimento radicular completo.[1]

Pini - prato G et al, em **2000**, verificaram que os retalhos sem tensão (grupos de controlo) não influenciam a redução da recessão, ao passo que os retalhos com tensão (grupos de teste) mostraram uma menor redução da recessão após 3 meses, quando as recessões superficiais são tratadas através de um retalho avançado coronalmente.[35]

McGuire MK e **Nunn M**, em **2003,** efectuaram um estudo para comparar a eficácia clínica do derivado da matriz de esmalte colocado sob um retalho coronalmente avançado com a do tecido conjuntivo subepitelial colocado sob um retalho coronalmente avançado em pacientes com uma recessão facial ≥4mm em quadrantes contralaterais do mesmo maxilar e concluíram que a adição de EMD ao retalho coronalmente avançado resultou numa cobertura radicular semelhante à do enxerto de tecido conjuntivo subepitelial, mas sem a morbilidade e as potenciais dificuldades clínicas associadas à cirurgia do local dador.[29]

CastellanosA et al, em **2006**, descobriram que o retalho posicionado coronalmente, sozinho ou com derivado da matriz do esmalte (EMD), é um procedimento eficaz para cobrir recessões gengivais localizadas. A adição de EMD melhora significativamente a quantidade de cobertura radicular.[9]

Santamaria MP et al, em **2008**, realizaram um estudo para avaliar o tratamento da recessão gengival associada a lesões cervicais não cariosas através de um retalho avançado coronalmente isolado (CAF) ou em combinação com uma restauração de ionómero de vidro modificado por resina (CAF+R) e concluíram que ambos os procedimentos proporcionaram uma cobertura de tecido mole semelhante após 6 meses. Apesar do facto de ter sido observada uma maior redução na DS (sensibilidade dentinária) após o CAF+R.[40]

RETALHO POSICIONADO CORONALMENTE SEM INCISÕES VERTICAIS:

- O retalho posicionado coronalmente sem incisões verticais pode ser realizado quando vários dentes estão envolvidos com quantidades decrescentes de recessão a partir do dente central, o que permite o avanço progressivo do retalho. Esta técnica requer defeitos de recessão de Classe I com pelo menos 2 mm de gengiva aderida com uma espessura de 0,8 mm ou superior em cada dente no local proposto para o enxerto. A preparação da raiz é efectuada para remover quaisquer depósitos bacterianos ou mineralizados juntamente com quaisquer defeitos da raiz. A incisão horizontal inicial é efectuada na JCE e estende-se desde a papila mesial até à papila distal em cada extremidade do enxerto. A segunda incisão começa no final da primeira incisão, e esta incisão horizontal é feita apicalmente à primeira incisão ao nível radicular da recessão. O epitélio gengival é removido sobre cada papila entre as duas incisões horizontais, deixando um leito de tecido conjuntivo para o retalho posicionado coronalmente. O retalho apical é dissecado com uma dissecção de espessura dividida e é posicionado coronalmente até assentar passivamente no leito preparado. São colocadas uma ou duas suturas em cada sítio interdentário para fixar o retalho no local.[38]

RETALHO SEMILUNAR POSICIONADO CORONALMENTE:

Um retalho semilunar posicionado coronalmente foi descrito pela primeira vez por **Tarnow em 1986**. A técnica envolve uma incisão semilunar feita paralelamente à margem gengival livre do tecido facial, e o posicionamento coronário deste tecido sobre a raiz desnudada. Esta técnica tem a vantagem sobre outros retalhos posicionados coronalmente, na medida em que não são necessárias suturas, não há tensão no retalho, não há encurtamento do vestíbulo e as papilas existentes não sofrem interferência.[46]

TÉCNICA:

- A preparação inicial, incluindo instruções de controlo da placa bacteriana, destartarização e alisamento radicular 2 semanas antes da cirurgia, é efectuada se estiver presente uma inflamação gengival. A profundidade da bolsa deve ser mínima a nível labial aquando da cirurgia.
- As superfícies radiculares expostas a serem cobertas são aplainadas.
- Efetuar uma incisão semilunar seguindo a curvatura da margem gengival livre. A incisão pode ter de se estender até à mucosa alveolar se não houver tecido queratinizado suficiente para cobrir a

recessão. A incisão deve curvar-se apicalmente o suficiente a meio da face para assegurar que a parte apical do retalho assenta no osso depois de ser trazida para baixo para cobrir a raiz exposta. A incisão deve terminar na papila em cada extremidade do dente, mas não até à ponta da papila. Devem ser deixados pelo menos 2 mm de cada lado do retalho, uma vez que esta é a área principal de onde virá o fornecimento de sangue.

- Utilizando uma lâmina número 15c, é efectuada uma dissecção de espessura parcial a partir da linha de incisão inicial, no sentido coronal. Esta é ligada a uma incisão intrasulcular, efectuada a meio da face.
- O tecido médio-facial é então posicionado coronalmente até à JCE, ou até à altura da papila adjacente em casos de recessão interproximal.
- O tecido é mantido no lugar com uma gaze húmida contra o dente durante 5 minutos.
- Poderá ter de ser colocado um enxerto gengival livre se existir uma fenestração na zona dadora.
- A zona está cheia.
- O doente é colocado numa dieta mole durante um período de 10 dias
- O doente é aconselhado a exercer uma pressão mínima durante a escovagem e a utilizar uma escova de cerdas de nylon macias durante as 2 a 3 semanas seguintes à remoção do penso.[46]

Bittencourt **S** et al, em **2006**, verificaram que o retalho semilunar posicionado coronalmente e o enxerto de tecido conjuntivo subepitelial foram eficazes no recobrimento radicular em defeitos de recessão gengival de Classe I de Miller, em que os pacientes apresentavam pelo menos 2 mm de gengiva queratinizada antes do procedimento de recobrimento radicular; no entanto, o enxerto de tecido conjuntivo subepitelial resultou num tecido gengival mais espesso[3] .

Bittencourt S et al, em **2007**, **avaliaram o resultado da terapia de recessão gengival utilizando o** retalho reposicionado coronalmente semilunar com ou sem aplicação de EDTA para biomodificação da superfície radicular e verificaram que a utilização de géis de EDTA como agente biomodificador da superfície radicular afectou negativamente o resultado do recobrimento radicular com o retalho reposicionado coronalmente semilunar[4] .

Bittencourt S et al, em **2009**, efectuaram um estudo para avaliar os resultados a longo prazo do enxerto de tecido conjuntivo subepitelial (SCTG) ou do retalho semilunar posicionado coronalmente (SCPF) para o tratamento de defeitos de recessão gengival de Classe I de Miller e concluíram que o SCPF e o SCTG podem ser utilizados com sucesso para tratar a recessão gengival de Classe I, apresentando resultados com estabilidade a longo prazo. No entanto, os resultados orientados para o paciente, tais como a estética e a sensibilidade radicular, favorecem a terapia com SCTG[5] .

PROCEDIMENTO DE RETALHO AVANÇADO CORONALMENTE PARA RECESSÕES MÚLTIPLAS:

- **Zucchelli e De Sanctis (2000)** descreveram um desenho de retalho para o tratamento de recessões múltiplas, que permite uma adaptação óptima do retalho após o seu avanço coronal sem a colocação de incisões de libertação verticais.

- As incisões submarginais oblíquas são colocadas nas áreas interdentais e ligadas a incisões intracreviculares nos defeitos de recessão.
- As incisões são alargadas de modo a incluir um dente de cada lado dos dentes a tratar para facilitar o reposicionamento coronal do retalho.
- As incisões oblíquas sobre as áreas interdentárias são colocadas de tal forma que as "papilas criadas cirurgicamente" mesiais à linha média do campo cirúrgico são deslocadas apical e distalmente, enquanto as papilas do retalho distal à linha média são deslocadas para uma posição mais apical e mesial.
- Nas incisões interdentais oblíquas, é dissecado um retalho de espessura dividida.
- Apicalmente ao nível das exposições radiculares, é levantado um retalho de espessura total para proporcionar a espessura máxima de tecido mole do retalho a ser posicionado coronalmente sobre as raízes.
- Na porção mais apical do retalho, o periósteo é incisado e seguido de dissecção na mucosa de revestimento vestibular para eliminar toda a tensão muscular.
- O retalho mobilizado deve ser capaz de atingir passivamente um nível coronal à JCE em cada dente no campo cirúrgico.
- A restante porção facial da papila interdentária é desepitelizada para criar leitos de tecido conjuntivo aos quais o retalho pode ser suturado.
- As suturas são colocadas para conseguir uma adaptação precisa do retalho avançado coronalmente contra os dentes e o leito do tecido conjuntivo interdentário

- Além disso, é colocada uma sutura de colchão duplo horizontal para reduzir a tensão labial na porção marginal do retalho.[23]

CICATRIZAÇÃO DO RETALHO PERIODONTAL:

ABAS DE ESPESSURA TOTAL:

1. A cicatrização ocorre por intenção primária e secundária.

2. Inicialmente, verifica-se a formação de um coágulo sanguíneo sobre o osso exposto e a superfície interna do tecido conjuntivo. Este coágulo, com filamentos de fibrina em disposição paralela à ferida, interpõe-se entre o retalho e a superfície óssea subjacente. Permanece durante cerca de 3 a 4 dias, após os quais começa a ser gradualmente reabsorvido. A revascularização também é observada cerca de 2 a 3 dias, através de uma vasodilatação acentuada no retalho.

3. Ao fim de 6 a 7 dias, o coágulo é completamente reabsorvido, sendo substituído por tecido conjuntivo jovem.

O tecido conjuntivo novo/jovem surge de quatro áreas principais:

a. Crescimento a partir do ligamento periodontal

b. Extensão do endósteo dos canais vasculares e da medula

c. Proliferação do periósteo do retalho na periferia do seu descolamento do osso, com crescimento centrípeto de tecido conjuntivo

d. Crescimento a partir dos aspectos fibrosos do periósteo.

4. A atividade fibroblástica intensa pode ser significativamente observada ao fim de 6 a 7 dias.

5. A área da ferida apresenta inicialmente uma inflamação acentuada, tal como evidenciado pela forte infiltração de leucócitos polimorfonucleares.

Estas células diminuem de intensidade e de número após cerca de uma semana e são substituídas por linfócitos, plasmócitos e macrófagos, o que indica uma mudança para um estado de inflamação reduzida.

6. a alteração vascular tende a diminuir durante a primeira semana e depois disso.

7. o epitélio superficial do retalho reflecte uma aparência essencialmente normal após os primeiros dias de cicatrização, embora a camada de células basais na margem do corte exiba um aumento acentuado da atividade mitótica. Estas células iniciam um processo migratório sobre a superfície do tecido conjuntivo sob o coágulo sanguíneo e, ao fim de uma semana, já se aproximaram da superfície da raiz, iniciado pela fixação epitelial e pelo revestimento sulcular.[18]

8. Cicatrização do osso:

- A reação do osso a um retalho de espessura total é a reabsorção seguida de uma eventual reparação nas áreas afectadas
- A reabsorção é aparente em cerca de 3 a 4 dias no ligamento periodontal e na superfície da crista dos septos alveolares, como evidenciado pela presença de grandes células multinucleadas adjacentes a estas baías de reabsorção no osso.
- A intensidade da reabsorção óssea tende a aumentar acentuadamente durante toda a primeira semana, atingindo o seu pico cerca de 8 a 10 dias após o procedimento.
- Aos 10 a 12 dias, a reabsorção das cristas periodontais ainda está ativa, mas em menor grau, dando lugar a sinais de reparação, manifestados pela aposição de tecido osteoide nestas superfícies.
- A reabsorção e a formação óssea também ocorrem simultaneamente no período de 14 a 21 dias.

- Às 3 semanas, a superfície periosteal pode ainda mostrar sinais de atividade osteoblástica e osteoclástica mínima.[18]

9. **Cicatrização do cemento**:

- Pode também mostrar reabsorção inicial, particularmente em áreas onde a raiz foi curetada.
- A formação de novo cemento tende a ser muito mais lenta e menos extensa do que a do osso.
- A cementogénese contínua coronal à crista óssea medeia a ligação do tecido conjuntivo, bem como a reparação da superfície da raiz tratada na vizinhança adjacente ao ligamento periodontal e à crista óssea.
- Foi observado que a contribuição cimentícia para a reparação é um processo lento e muitas vezes imprevisível e que pode ser aconselhável reter o tecido conjuntivo viável existente nas superfícies radiculares durante a cirurgia de retalho, em vez de aplainar essas superfícies.[18]

10. Durante a segunda semana de pós-operatório, a porção de tecido mole da ferida apresenta sinais significativos de cicatrização e maturação, com a observação de feixes de fibras de colagénio frouxamente dispostos, substituindo grande parte das fibrilhas finas anteriormente presentes.

11. As fibras de colagénio em relação ao osso aparecem por volta das 2 semanas, assumindo um padrão consistente com o observado normalmente.

12. As fibras do ligamento periodontal ainda não estão bem orientadas por volta dos 14 dias, e as novas fibras de colagénio desta área começam a ser incorporadas no cemento em desenvolvimento, embora a relação nesta fase seja extremamente ténue.

13. Às 3 semanas, a reparação domina o quadro biológico geral.

14. Às 4 a 5 semanas, maturação e reparação de todos os tecidos envolvidos.

15. Aos 2 a 3 meses, o retalho reintegra-se firmemente no dente através de tecido conjuntivo denso e organizado e de cemento.[18]

RETALHOS DE ESPESSURA PARCIAL:

1. Inicialmente, a área de tecido conjuntivo exposto é coberta por um coágulo e apresenta uma reação inflamatória acentuadamente aumentada num período de 2 a 4 dias. Nesta altura, existe uma dilatação vascular significativa e um número acentuado de células inflamatórias agudas que se estendem ao periósteo e ao osso alveolar propriamente dito.

2. Aos 2 a 3 dias, há um período degenerativo e de atraso nas margens do epitélio, parecendo haver uma atividade mitótica distinta na camada basal. As células mostram migração sobre a superfície do tecido conjuntivo e invasão no coágulo à medida que se deslocam para cobrir a superfície.

3. Há evidência de reparação e formação de novo tecido conjuntivo que substitui o coágulo logo após 3 a 4 dias, à medida que a epitelização progride.

4. O epitélio parece cobrir a superfície exposta da ferida a uma taxa de cerca de 0,5 a 1 mm por período de 24 horas, após um atraso inicial de cerca de 24 horas antes do início do movimento das células epiteliais.

4. A epitelização da área exposta requer 7 a 10 dias, o que depende da superfície total de tecido conjuntivo envolvida.

5. Aos 21 dias, o epitélio parece normal.

6. Entre 1 e 2 semanas, a proliferação fibroblástica produz muitos novos feixes de fibras de colagénio imaturos que estão orientados numa disposição paralela em relação à superfície do dente.

8. Com 3 a 4 semanas, a orientação muda, pois os novos arranjos de fibras são organizados num padrão perpendicular à superfície do dente e semelhante aos feixes maduros presentes antes da lesão.

9. **Cicatrização do osso:**

- A atividade osteoclástica aparece dentro de 4 a 8 dias, quando o tecido conjuntivo é exposto. O padrão de reabsorção ocorre principalmente nas superfícies crestal e periosteal.
- Poucos dias após a lesão, a reparação dos espaços medulares é visível a alguma distância da ferida.
- A atividade osteoblástica é marcada ao longo da superfície periosteal 2 a 3 semanas após a lesão. Tanto os espaços da medula como as superfícies periosteais apresentam quantidades significativas de formação de osteoide e osteoblastos que revestem estas superfícies e a medula.
- A reparação predomina às 3 a 4 semanas e a osteoclasia é pouco evidente após este período. Este processo de reparação resulta essencialmente na restauração completa do processo alveolar.

A vantagem do retalho de espessura parcial é que um periósteo relativamente intacto, estimulado cirurgicamente, é deixado em contacto íntimo com o osso alveolar subjacente no local da cirurgia. Isto melhora o potencial de reparação e substituição relativamente rápida do osso, na fase osteoclástica da cicatrização de feridas, pelo periósteo sobrejacente ativado cirurgicamente.[18]

FLAPS DO PEDICLO:

1. Ao fim de 2 a 4 dias, há uma disposição distinta do coágulo, consistindo numa disposição definida de fibrina paralela ao dente e ao osso, um aumento do número de leucócitos polimorfonucleares no coágulo e o tecido conjuntivo mostra sinais de migração do epitélio, a uma curta distância ao longo da superfície da margem gengival.
2. Ao fim de 4 a 6 dias, verifica-se uma proliferação de tecido conjuntivo em redor da vasculatura do retalho, constituído essencialmente por numerosos capilares, fibroblastos, linfócitos e leucócitos polimorfonucleares. Este parece surgir nas áreas mais profundas da ferida, em torno da crista alveolar, e mover-se coronalmente em direção à margem gengival, à medida que o coágulo vai sendo sequestrado e reabsorvido.
3. Aos 6 dias, o tecido conjuntivo jovem mostra uma linha distinta de demarcação relativamente ao coágulo e aos feixes de fibras de colagénio maduros, no interior do retalho.
4. Durante a primeira semana, o epitélio na margem do retalho aumenta inicialmente de espessura, mas há pouca migração ao longo da superfície da raiz.
5. Proliferação fibroblástica, em arranjo paralelo e em estreita adaptação à superfície da raiz aos 6 dias.
6. Aos 10 dias, os fibroblastos estendem-se ao longo de toda a superfície interna do retalho até à margem gengival.
7. A proliferação apical do epitélio parece ser maior durante os 10 a 14 dias, mas por volta dos 21 a 28 dias o movimento apical não é observado.

8. **Cicatrização do osso**:
   - A reação do osso a um procedimento de retalho pedicular é principalmente de reabsorção osteoclástica.
   - Esta é observada pela primeira vez ao longo das superfícies crestal e periosteal por volta dos 4 dias, aumentando de intensidade e atingindo um pico aparente aos 6 dias.
   - O processo diminui consideravelmente e, ao fim de 14 dias, a atividade de reabsorção está praticamente terminada.
   - A formação óssea apresenta a sua fase mais ativa durante o período de 21 a 28 dias, com a atividade osteoblástica periosteal e periodontal a reparar a crista alveolar reabsorvida.

9. **Cicatrização do cemento:**
   - No período de 3 semanas, o primeiro sinal evidente de formação de cemento é evidente pela presença de cemento, mais frequentemente na dentina exposta, entalhes e defeitos criados pela cirurgia ao longo da superfície da raiz.
   - Aos 28 dias, o cemento sob a forma de cementóide é evidente ao longo de toda a superfície da raiz e podem ser observadas algumas fibras de feixes de colagénio embebidas no tecido cementóide.
10. Após 90 dias, há presença de feixes de fibras de colagénio no novo tecido conjuntivo em ângulos rectos entre a raiz e o retalho original, embora alguns destes feixes ainda estejam paralelos à superfície da raiz.
11. Por volta dos 6 meses, observam-se feixes de fibras de colagénio, agora orientados perpendicularmente à superfície da raiz e passando

entre os cementoblastos, embebidos no cemento. Este padrão de feixes alternados de fibras de tecido conjuntivo entre cementoblastos ao longo da superfície da raiz é semelhante ao observado antes do procedimento cirúrgico.[18]

COMPLICAÇÃO DO PROCESSO DE CICATRIZAÇÃO APÓS CIRURGIA PERIODONTAL:

1. EPITELIZAÇÃO RETARDADA:

A. Superfície áspera e irregular da ferida e etiquetas de tecido, produzindo uma situação em que as células epiteliais são retardadas na sua migração por falhas morfológicas do tecido.

B. Substâncias estranhas incorporadas na ferida.

C. O epitélio do dador necessário para a reepitelização está distante do local da ferida, com um atraso temporal na cobertura epitelial.

D. Substrato de tecido conjuntivo hiperplástico devido à produção de tecido de granulação irregular ou infeção.

2. FALHA NA QUERATINIZAÇÃO EPITELIAL:

A. O epitélio não apresenta queratinização quando o bordo do tecido conjuntivo da incisão se encontra na mucosa alveolar ou numa zona comparável.

B. O epitélio não apresenta o seu potencial de queratinização quando em associação ou contacto com uma superfície ou restauração dentária.

C. Presença de placas ou detritos bacterianos com inflamação contínua, responsáveis por retardar a epitelização.

3. DESLOCAÇÃO E EVACUAÇÃO DE FLAPS:

A. Ocorre como resultado de um atraso ou falha do retalho de tecido em se reinserir no osso ou no dente e no aspeto marginal do ligamento periodontal.

B. A porção coronal do retalho pode ser colocada sobre o esmalte ou sobre o cemento a uma distância excessiva do ligamento periodontal e das áreas da medula do osso da crista.

C. Adaptação inadequada do complexo de tecidos à área recetora subjacente, em resultado de um número inadequado de suturas ou da sua colocação incorrecta, da rutura da sutura ou da deslocação ou perda da embalagem.

4. Exposição óssea:

A. Pode ser causada por deficiências de vascularização.

B. Quando os septos ósseos são muito finos; é frequente encontrar locais de osso lábil.

5. Aumento da mobilidade dentária:

Os procedimentos excisionais, particularmente com a retração do retalho e a remoção dos tecidos moles interdentários, separam temporariamente um dente do suporte gengival e periosteal. Embora a reinserção inicial possa ser evidente nos primeiros 10 a 14 dias após a cirurgia, a colagenização mais avançada e a renovação da fixação gengival ao dente e ao osso podem exigir 30 a 45 dias ou mais. A mobilidade pode persistir, normalmente a um nível decrescente, durante este período.[18]

FALHAS ASSOCIADAS À CIRURGIA DE RETALHO PERIODONTAL

OS INSUCESSOS DA CIRURGIA DE RETALHO PERIODONTAL PODEM DEVER-SE A:

i) Incisão incorrecta: a razão de ser de qualquer cirurgia de retalho periodontal é obter acesso às superfícies radiculares e ósseas subjacentes. Se as incisões não forem efectuadas até à superfície do osso/raiz, é elevado um retalho mucoso que impede o acesso adequado às superfícies radiculares subjacentes. Também pode causar um aumento da reabsorção óssea. Por conseguinte, ao efetuar a incisão, a lâmina deve atingir o osso de modo a elevar um retalho de espessura total.

ii) Reflexão do retalho: a elevação do retalho periodontal deve ser tal que apenas cerca de 1 mm de osso marginal seja exposto. Uma reflexão excessiva resultará em reabsorção óssea, enquanto uma reflexão insuficiente resultará num acesso limitado à superfície subjacente da raiz/osso.

iii) Desbridamento das superfícies radiculares e do osso: o desbridamento completo com remoção da placa bacteriana e do cálculo da superfície radicular é essencial para o sucesso de qualquer cirurgia de retalho periodontal.

iv) A sutura dos retalhos separados deve ser efectuada de modo a adaptar o retalho às margens do dente. Se as suturas não forem colocadas corretamente, a ferida ficará aberta e, consequentemente, haverá recorrência da doença.[21]

FALHAS ASSOCIADAS AO RETALHO DE PRESERVAÇÃO DA PAPILA:

i) Presença de um espaço interdentário demasiado estreito. Este procedimento só deve ser efectuado se o espaço interdentário for adequado para permitir a reflexão da papila. Se o espaço interdentário for demasiado estreito, então não deve ser tentado, uma vez que levará ao fracasso deste procedimento.

ii) As incisões devem ser efectuadas sem comprometer a irrigação sanguínea; caso contrário, provocará a necrose da papila.

iii) Durante a sutura, o retalho deve ser adaptado corretamente; caso contrário, o retalho ficará aberto e a regeneração falhará.[21]

FALHAS ASSOCIADAS AOS RETALHOS PALATINOS:

i) O retalho pode ser demasiado curto. Pode dever-se a uma incisão primária profunda ou à utilização de uma incisão de gengivectomia biselada. Isto resulta num atraso da cicatrização e num aumento do desconforto do doente.

ii) Má adaptação do retalho marginal causada por um desbaste incompleto do tecido. As margens do retalho ficam afastadas do dente quando o retalho é substituído. Isto pode ser corrigido através de um adelgaçamento adicional da superfície interna do retalho perto da base da incisão original ou através de mais osteoplastia.

iii) Incisão para além da altura vertical do alvéolo, aproximando a lâmina do bisturi da artéria palatina. O corte da artéria palatina pode ser perigoso perto do seu ponto de saída do forame palatino maior.

iv) A extensão, o bisel ou o adelgaçamento do tecido num palato baixo e largo convida a uma lesão da artéria palatina.

v) A colocação de tecido demasiado alto sobre os dentes resulta numa má adaptação do retalho e na formação de bolsas recorrentes. Isto pode ser corrigido através de um corte adequado no momento da colocação do retalho antes da sutura, o que é normalmente efectuado com uma tesoura ou lâmina de bisturi. O resultado é frequentemente uma margem espessa e pesada.[21]

FALHAS ASSOCIADAS AOS PROCEDIMENTOS DE COBERTURA DE RAÍZES:

i) O leito recetor é demasiado pequeno para fornecer uma quantidade adequada de sangue.

ii) Perfuração do retalho da mucosa.

iii) Tamanho inadequado (pequeno) do enxerto.

iv) Posicionamento coronal inadequado do retalho.

v) Má preparação das raízes e/ou condicionamento das raízes.[21]

RESUMO E CONCLUSÃO

A periodontite crónica é definida como uma doença inflamatória dos tecidos de suporte dos dentes causada por grupos de microrganismos específicos, resultando na destruição progressiva do ligamento periodontal e do osso alveolar com formação de bolsas ou recessão, ou ambas. O objetivo de um tratamento eficaz das doenças periodontais é parar o processo inflamatório da doença, removendo o biofilme subgengival para estabelecer um ambiente local compatível com a saúde periodontal. A redução da profundidade da bolsa à sondagem, a manutenção ou melhoria do nível de inserção clínica, bem como a redução da hemorragia à sondagem são os resultados mais comuns utilizados para determinar o sucesso do tratamento. Este pode ser efectuado através de desbridamento mecânico não cirúrgico ou cirúrgico.

Uma abordagem mecânica não cirúrgica pode ser considerada mais conservadora. No entanto, pode ter uma eficácia limitada em locais com doença avançada, uma vez que não elimina totalmente as bactérias patogénicas de todas as áreas infectadas, como bolsas mais profundas, áreas de furca, etc. A terapia de acesso cirúrgico só pode ser considerada como adjuvante da terapia relacionada com a causa. Por conseguinte, vários métodos e técnicas cirúrgicos devem ser avaliados com base no seu potencial para facilitar a remoção de depósitos subgengivais e o controlo da placa auto-realizado, melhorando assim a preservação a longo prazo do periodonto.

Várias técnicas cirúrgicas podem ser utilizadas para o tratamento de bolsas periodontais infra-ósseas. O retalho periodontal é um dos procedimentos mais frequentemente utilizados, particularmente para bolsas infra-ósseas moderadas e profundas. Os procedimentos que requerem a elevação e a reflexão dos tecidos moles gengivais a partir da superfície do osso são designados por procedimentos de retalho. Em termos gerais, as principais razões para efetuar procedimentos com retalho são

1) Para permitir o acesso ao alisamento radicular e aos defeitos ósseos subjacentes.
2) Para facilitar a remoção do revestimento da bolsa doente e do tecido de granulação que possa interferir com a cicatrização.
3) Para facilitar as tentativas de restabelecer a saúde gengival através de uma nova fixação ou de uma adaptação estreita do tecido conjuntivo à raiz.

O desenho do retalho é ditado principalmente pela preservação de um bom fornecimento de sangue ao retalho, pelo julgamento cirúrgico do operador e pode também depender dos objectivos do procedimento. O grau necessário de acesso ao osso subjacente e às superfícies radiculares, bem como a posição final do retalho, devem ser considerados na conceção do retalho.

São vários os retalhos periodontais:

1. Retalhos para eliminação de bolsas: Como o retalho de Widman original, o retalho de Neumann, a operação com retalho modificado, o retalho não deslocado, o retalho de Widman modificado, o retalho reposicionado apicalmente e o retalho palatino.

2. Retalhos para induzir a reinserção e a regeneração: Como o Procedimento de Cunha Distal e a Técnica de Preservação da Papila.

3. Retalhos para procedimentos de recobrimento radicular: Tais como procedimentos de enxerto de tecidos moles pediculares e procedimentos de enxerto de tecidos moles livres e estes são utilizados de acordo com a indicação dos pacientes.

Devem ser tidos em conta os seguintes pontos -:

a. Na maioria das situações, pode ser utilizado um retalho de espessura total.
b. Na presença de um osso fino e de uma deiscência, pode ser indicado um retalho de espessura parcial.
c. Ao refletir um retalho, deve ser mantida a maior quantidade possível de gengiva.
d. O retalho palatino deve ser recortado de modo a que a margem termine na crista do osso.
e. Um retalho deve ser refletido de forma descontraída.
f. É necessária uma utilização cuidadosa do bisturi para evitar perfurar a base do retalho.
g. É necessário ter prudência ao tentar obter gengiva adicional através da posição apical do retalho.

h. Deve prestar-se atenção à sutura dos retalhos para garantir a colocação correcta do retalho.

i. O controlo da placa bacteriana no pós-operatório é a variável mais importante na determinação do resultado da cirurgia periodontal. Se a higiene pós-operatória falhar, ocorrerá uma perda progressiva dos tecidos de suporte, independentemente da técnica cirúrgica utilizada.

BIBLIOGRAFIA:

1. **Baldi C, Pini-prato G, Pagliaro U et al**. Procedimento de retalho coronalmente avançado para recobrimento radicular. A espessura do retalho é um fator preditivo relevante para conseguir o recobrimento radicular? Uma série de 19 casos. J Periodontol 1999; 70:1077-84.
2. Becker W, Becker BE, Caffesse R. Um estudo longitudinal que compara a destartarização, a cirurgia óssea e os procedimentos widman modificados: resultados após 5 anos. J Periodontol 2001; 72:1675-84.
3. **Bittencourt S, Del Peloso Ribeiro E , Sallum EA, Sallum AW, Nociti FH et al** .Estudo clínico comparativo de 6 meses de um retalho semilunar posicionado coronalmente e enxerto de tecido conjuntivo subepitelial para o tratamento de recessão gengival. J Periodontol 2006; 77:174-81
4. **Bittencourt S, Del Peloso Ribeiro E , Sallum EA, Sallum AW, Nociti FH et al**. Biomodificação da superfície radicular com EDTA para o tratamento de recessão gengival com retalho semilunar reposicionado coronalmente. J Periodontol 2007; 78:1695-1701.
5. **Bittencourt S, Del Peloso Ribeiro E , Sallum EA, Sallum AW, Nociti FH et al**. Retalho semilunar posicionado coronalmente ou enxerto de tecido conjuntivo subepitelial para o tratamento de

recessão gengival: Um estudo de seguimento de 30 meses. J Periodontol 2009; 80:1076-82.

6. **Carnio J, Camargo PM, Passanezi E**. Aumento da dimensão apico-coronal da gengiva aderida utilizando a técnica do retalho apicalmente reposicionado modificado: uma série de casos com acompanhamento de 6 meses. J Periodontol 2007; 78:1825-30.
7. **Carnio J, Miller PD Jr**. Aumentando a quantidade de gengiva aderida usando um retalho reposicionado apicalmente modificado. J Periodontol 1999; 70:1110-7.
8. **Carranza F e Shklar G**. Periodontologia Clínica 1900-1950: Cirurgia periodontal. História da periodontologia, página 150-8.
9. **Castellanos A, de la Rosa M, de la Garza M, Caffesse RG**. Derivado de matriz de esmalte e retalhos coronais para cobrir recessões de tecido marginal. J Periodontol 2006; 77:7-14.
10. **Cohen ES**. Fundamentos cirúrgicos. Atlas de cirurgia periodontal cosmética e reconstrutiva, terceira edição, página 9-14.
11. **Cortellini P, Prato GP, Tonetti MS**. A técnica de preservação da papila modificada - Uma nova abordagem cirúrgica para procedimentos regenerativos interproximais. J Periodontol 1995; 66:261-66.
12. **Cortellini P, Tonetti MS.** Melhoria da estabilidade da ferida com uma técnica cirúrgica minimamente invasiva modificada no tratamento regenerativo de defeitos intra-ósseos interdentários isolados. J Clin Periodontol 2009; 36: 157-63.
13. **Cortellini P, Tonetti MS, Lang NP, Suvan JE, Zucchelli G et al**. O retalho simplificado de preservação da papila no tratamento regenerativo de defeitos intra-ósseos profundos: resultados clínicos e morbilidade pós-operatória. J Periodontol 2001; 72: 1702-12.
14. **Dinh X Bui** - Aba para eliminação de bolsos, página 1-7.

15. **Dinh X Bui** - Cirurgia de retalho em Periodontia, página 1-5.
16. **Dinh X Bui** - Fundamentação da terapia periodontal, página 1-5.
17. **Gaspirc B e Skaleric U**. Avaliação clínica do tratamento cirúrgico periodontal com um laser Er:YAG: Resultados de 5 anos. J Periodontol 2007; 78:1864-71.
18. **Goldman HM e Cohen DW**. Cicatrização de feridas cirúrgicas periodontais. Periodontal therapy, página 640-754.
19. **Gopikrishna, Kandaswamy D, Nandini S**. Newer classification of endodontic flaps. Endodontologia, 14-9.
20. **Hupp JR**. Princípios de cirurgia, página 42-8
21. **Jithendra KD, Bansali A, Ramachandra SS**. Falhas na terapia periodontal. Jornal de ciências médicas do Bangladesh 2010; 9:193-98.
22. **Linares A, Cortellini P, Lang NP, Suvan J, Tonetti MS.** Regeneração tecidual guiada/mineral ósseo bovino desproteinizado ou retalhos de preservação de papila isolados para tratamento de defeitos intra-ósseos. II: preditores radiográficos e resultados. J Clin Periodontol 2006; 33: 351-58.
23. **Lindhe J, Karring T, lang NP**. Terapia mucogengival - Cirurgia plástica periodontal. Periodontologia clínica e dentisteria de implantes, quarta edição, página 576-649.
24. **Lindhe J, Karring T, lang NP**. Terapia mucogengival - Cirurgia plástica periodontal. Periodontologia clínica e dentisteria de implantes, quinta edição, página 955-1028.
25. **Lindhe J, Karring T, lang NP**. Cirurgia periodontal: Terapia de acesso. Periodontologia clínica e implantologia, quarta edição, página 519-60.

26. **Lindhe J, Karring T, lang NP**. Cirurgia periodontal: Terapia de acesso. Periodontologia clínica e implantologia, quinta edição, página 783-822.

27. **Lindhe J, Karring T, lang NP**. Terapia periodontal regenerativa. Periodontologia clínica e dentisteria de implantes, quinta edição, página 901-54.

28. **Martins TM, Fernandes LA, Mestrener SR et al.** Retalho posicionado apicalmente: restabelecimento da estética e integridade da unidade dentogengival.POS - Perspect. Oral Sci 2010; 2:43-7.

29. **McGuire MK e Nunn M.** Avaliação de defeitos de recessão humana tratados com retalho avançado coronalmente e derivado de matriz de esmalte ou tecido conjuntivo. Parte 1: Comparação de parâmetros clínicos. J Periodontal 2003; 74: 1110-25.

30. **Miliauskaite A, Selimovic D, Hassan M et al.** Técnica de preservação da papila combinada com emdogain no tratamento de defeitos intra-ósseos: um novo regime de tratamento para a periodontite crónica. Stomatologija, Baltic Dental and Maxillofacial Journal 2008; 10: 22-6.

31. **Newman MG, Takei HH, Klokkevold PR, Carranza FA**. Anatomia cirúrgica do periodonto e estruturas relacionadas. Periodontologia clínica, décima edição, página 902-08

32. **Newman MG, Takei HH, Klokkevold PR, Carranza FA**. A técnica do retalho para a terapia de bolsas. Periodontologia clínica, décima edição, página 937-49.

33. **Newman MG, Takei HH, Klokkevold PR, Carranza FA**. O retalho periodontal. Periodontologia clínica, décima edição, página 926-36.

34. **Paul GT, Hemalata M, Faizuddin M**. Retalho widman modificado e terapia não-cirúrgica utilizando uma pastilha de clorexidina no

tratamento de bolsas periodontais moderadas a profundas: Um estudo comparativo. J Indian Soc Periodontal 2010; 14:252-6.

35. **Pini-prato G, Pagliaro U, Baldi C et al.** Procedimento de retalho avançado coronalmente para recobrimento radicular. Retalhos com tensão versus retalhos sem tensão: Um estudo clínico controlado e aleatório. J Periodontol 2000; 71: 188-201.

36. **Ramfjord SP e Ash MM**. Cirurgia de retalho para recolocação e adaptação em bolsas periodontais. Periodontologia e periodontia: Teoria e prática modernas, página 297-304.

37. **Ramfjord SP, Nissle RR**. O retalho de Widman modificado. J Periodontol 1974; 45:601-07.

38. **Rose LF, Mealey BL, Genco RJ, Cohen DW**. Cirurgia plástica e reconstrutiva periodontal. Medicina Periodontia, Cirurgia e Implantes, página 406-87.

39. **Rose LF, Mealey BL, Genco RJ, Cohen DW**. Princípios e prática da cirurgia periodontal. Medicina Periodontia, Cirurgia e Implantes, página 359-404.

40. **Santamaria MP, Suaid FF, Casati MZ et al**. Retalho posicionado coronalmente mais restauração de ionómero de vidro modificado por resina para o tratamento da recessão gengival associada a lesões cervicais não cariosas: Um ensaio clínico controlado e randomizado. J Periodontol 2008; 79:621-28.

41. **Santana RB, Furtado MB, Mattos CM, de Mello Fonseca E e Dibart S**. Avaliação clínica de retalhos avançados de estágio único versus retalhos rotacionados no tratamento de recessões gengivais. J Periodontol 2010; 81:485-92.

42. **Sato N**. Aumento da gengiva anexa. Cirurgia periodontal - Um atlas clínico, página 81-125.

43. **Sato N**. Objectivos e técnicas da cirurgia periodontal. Cirurgia periodontal - Um atlas clínico, página 11-65

44. **Sato N**. Cirurgia plástica periodontal. Cirurgia periodontal - Um atlas clínico, página 335-436.

45. **Silvio Antonio Dos Santos Pereira e Eduardo Saba-Chujfi**. Evolução das técnicas de cirurgia periodontal neste século. Congresso IAHD 2000.

46. **Tarnow DP**. Retalho semilunar reposicionado coronalmente. J Clin Periodontol 1986; 13:182-85.

47. **Wang HL e Greenwell H**. Terapia periodontal cirúrgica. Periodontologia 2000.2001; 25:89-99.

48. **Young GR**. Cirurgia periodontal: Da ressecção à regeneração, 2003 página 1-7.

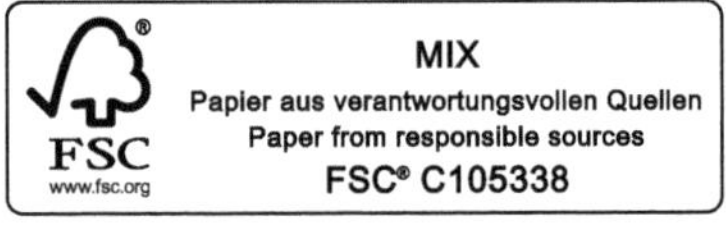

Printed by Books on Demand GmbH, Norderstedt / Germany